Akute Depression

Fortschritte der Psychotherapie
Band 40

Akute Depression

Prof. Dr. Martin Hautzinger

Martin Hautzinger

Akute Depression

2., überarbeitete Auflage

hogrefe

Prof. Dr. Martin Hautzinger, geb. 1950. 1971–1976 Studium der Psychologie in Bochum und Berlin. 1976–1984 Wissenschaftlicher Mitarbeiter/Assistent am Institut für Psychologie der Freien Universität Berlin. 1980 Promotion. 1981–1983 Gastwissenschaftler an der University of Oregon, Eugene. 1984–1990 Wissenschaftlicher Assistent und Hochschuldozent an der Fachgruppe Psychologie der Universität Konstanz. 1987 Habilitation. 1990–1996 Professor für Klinische Psychologie an der Johann-Gutenberg-Universität Mainz. 1996–2019 Professor für Klinische Psychologie und Psychotherapie an der Eberhard-Karls-Universität Tübingen. Seit 2019 Seniorprofessor an der Universität in Tübingen.

Bibliografische Information der Deutschen Nationalbibliothek
Die Deutsche Nationalbibliothek verzeichnet diese Publikation in der Deutschen Nationalbibliografie; detaillierte bibliografische Daten sind im Internet über http://dnb.dnb.de abrufbar.

Hogrefe Verlag GmbH & Co. KG
Merkelstraße 3
37085 Göttingen
Deutschland
Tel. +49 551 999 50 0
Fax +49 551 999 50 111
info@hogrefe.de
www.hogrefe.de

Satz: Michael Kleine, Hogrefe Verlag GmbH & Co. KG, Göttingen
Druck: mediaprint solutions GmbH, Paderborn
Printed in Germany
Auf säurefreiem Papier gedruckt

2., überarbeitete Auflage 2023

(E-Book-ISBN [PDF] 978-3-8409-3167-3; E-Book-ISBN [EPUB] 978-3-8444-3167-4)
ISBN 978-3-8017-3167-0
https://doi.org/10.1026/03167-000

Inhaltsverzeichnis

Karten

Einführung

Fallbeispiel: 29-jährige Patientin mit der Diagnose „Depressive Episode, schwergradig, ohne psychotische Symptome (ICD-11: 6A70.3)“

Die 29-jährige Patientin wurde nach einem Suizidversuch mit Tabletten an den Weihnachtstagen von einer Nachbarin in die psychiatrische Klinik gebracht und dort notfallmäßig aufgenommen. Die Suizidhandlung war die Folge des Endes einer Beziehung zum „Mann ihres Lebens“. Die Trennung lag über sechs Monate zurück. Trotz antidepressiver Medikamente, die ihr vom Hausarzt verschrieben worden waren, war die Patientin sehr antriebslos und depressiv verstimmt. Sie hielt sich am liebsten im Bett auf, war seit mehreren Wochen krankgeschrieben. Auf Befragen, wie es ihr gehe, sagt sie, sie wisse nicht, wie es mit ihrem Leben weitergehen könne. Sie sei gescheitert und kann ihrer Familie nicht mehr unter die Augen treten. Alles sei ohne Sinn. Sie war hoffnungslos, voller Selbstzweifel, hatte keinen Appetit und bereits stark abgenommen.

Die Patientin wurde als zweites Kind einer mittelständischen Familie geboren und wuchs in einer Kleinstadt auf. Der Vater ist Elektroingenieur, die Mutter Hausfrau. Sie hat einen älteren Bruder, der mit seiner Familie in der Nähe der Eltern lebt. Sie beschreibt die Herkunftsfamilie als äußerst harmonisch. Nachbarn hätten die Eltern gefragt, „wie diese es denn geschafft hätten, solch brave Kinder aufzuziehen“. Auch während der Pubertät sei sie ein „gutes Kind“ gewesen. Zu familiären Spannungen sei es nie gekommen. Die Patientin besuchte die Grundschule, danach das Gymnasium. Zwischen dem 14. und 16. Lebensjahr habe sie extreme Schwierigkeiten mit ihren Klassenkameradinnen gehabt. Sie sei zwar nur einmal von einer Klassenkameradin verprügelt worden, das Schlimmste sei jedoch gewesen, dass die Mitschüler sie als Streberin verachtet hätten und eifersüchtig gewesen seien, weil die Lehrer sie wegen ihrer guten schulischen Leistungen gemocht hätten. Sie sei Außenseiterin gewesen und habe auch im Gegensatz zu anderen Mitschülerinnen keinen Freund gehabt. Ohne den Rückhalt der Familie hätte sie diese Zeit nicht überstanden. Sie habe sich nach dem Abitur für ein Stipendium an einer Universität in den USA qualifiziert. Sie habe dort den Abschluss zum „Bachelor of Business Administration“ gemacht und danach angefangen, bei einer Fluggesellschaft zu arbeiten. Vor zwei Jahren habe sie sich bei der Lufthansa beworben und ist dort bis heute tätig. Ihr Lebensziel sei es jedoch, eine Familie zu haben, die ähnlich harmonisch sei wie ihre Herkunftsfamilie. Die gescheiterte Beziehung habe vor ca. zwei Jahren begonnen. Der Mann hat sie wegen einer anderen Frau verlassen.

Die aktuellen Problembereiche sind die akute depressive Verstimmung mit Antriebs- und Perspektivlosigkeit vor dem Hintergrund der sozialen Isolation, der hoffnungslosen Kognitionen und der Entwurzelung aus dem sozialen Umfeld. Es dominieren Gedanken wie „Ich weiß nicht, wie ich ohne ihn leben soll", „Ich kann niemandem mehr trauen", „Ich kann meiner Familie nicht mehr unter die Augen treten", „Alles ist mein Fehler", „Ich werde nie eine Familie, Kinder haben". Sie zieht sich völlig zurück, pflegt nicht mal mehr Kontakt zur eigenen Familie, isst nichts mehr, raucht nur noch, isoliert sich völlig, ist permanent angespannt, verzweifelt und hoffnungslos.

Depressionen sind die häufigsten psychischen Beeinträchtigungen

Eine akute Depression ist gekennzeichnet durch die Beeinträchtigung der Stimmung, Gefühle der Niedergeschlagenheit, Ängste, Verlust der Freude, emotionale Leere, Antriebslosigkeit, Interesseverlust und zahlreiche körperliche Beschwerden. Depressionen gehen mit Beeinträchtigungen der gesamten Lebensführung und hohem Leidensdruck einher, da von Depressionen in zentraler Weise das Wohlbefinden und das Selbstwertgefühl berührt wird. Rechnet man mildere Formen depressiver Beeinträchtigungen sowie resignativ-depressive Reaktionen bei anderen psychischen und körperlichen Erkrankungen mit, dann sind Depressionen vermutlich die häufigsten und in allen Lebensabschnitten vorkommenden psychischen Beeinträchtigungen.

Grenze zwischen normalen Reaktionen und klinisch auffälligen Symptomen gehört zu den ungelösten Fragen

Viele der genannten Gefühlszustände und Beschwerden kennen jedoch alle Menschen. Sie sind, wenn sie eine bestimmte Dauer und/oder Intensität nicht überschreiten, normale, gesunde Reaktionen auf die Erfahrungen von beispielsweise Verlusten, Misserfolgen, Enttäuschungen, Belastungen, Zeiten der Ziellosigkeit, der Einsamkeit oder der Erschöpfung. Wann und wodurch die Grenze zwischen diesen normalen Reaktionen und den als klinisch auffällig betrachteten Symptomen überschritten wird, gehört unverändert zu den ungelösten Fragen im Zusammenhang mit depressiven Störungen.

In diesem Buch geht es um die *akute Depression*. Eine akute Depression kann diagnostisch als einzelne oder wiederholt auftretende „depressive Episode" (6A70, 6A71), als Dysthyme Störung (6A72), als Prämenstruelle dysphorische Störung (GA34.41), als Sonstige näher bezeichnete depressive Störung (6A7Y) oder als Nicht näher bezeichnete depressive Störung (6A7Z) diagnostisch nach ICD-11 verschlüsselt werden (vgl. Kasten).

Diagnostische Kategorien depressiver Störungen nach ICD-11 (6A7)[1]

Einzelne depressive Episode (6A70)

- Einzelne depressive Episode, leichtgradig (6A70.0)
- Einzelne depressive Episode, mittelgradig, ohne psychotische Symptome (6A70.1)
- Einzelne depressive Episode, mittelgradig, mit psychotischen Symptomen (6A70.2)
- Einzelne depressive Episode, schwergradig, ohne psychotische Symptome (6A70.3)
- Einzelne depressive Episode, schwergradig, mit psychotischen Symptomen (6A70.4)
- Einzelne depressive Episode, Schweregrad nicht näher bezeichnet (6A70.5)
- Einzelne depressive Episode, gegenwärtig in Teilremission (6A70.6)
- Einzelne depressive Episode, gegenwärtig in Vollremission (6A70.7)

Rezidivierende Depressive Störung (6A71)

- Rezidivierende depressive Störung, gegenwärtig leichtgradige Episode (6A71.0)
- Rezidivierende depressive Störung, gegenwärtig mittelgradige Episode, ohne psychotische Symptome (6A71.1)
- Rezidivierende depressive Störung, gegenwärtig mittelgradige Episode, mit psychotischen Symptomen (6A71.2)
- Rezidivierende depressive Störung, gegenwärtig schwergradige Episode, ohne psychotische Symptome (6A71.3)
- Rezidivierende depressive Störung, gegenwärtig schwergradige Episode, mit psychotischen Symptomen (6A71.4)
- Rezidivierende depressive Störung, gegenwärtige Episode, Schweregrad nicht näher bezeichnet (6A71.5)
- Rezidivierende depressive Störung, gegenwärtig in Teilremission (6A71.6)
- Rezidivierende depressive Störung, gegenwärtig in Vollremission (6A71.7)

Dysthyme Störung (6A72)

Zusatzcodierungen für Symptomatik und Verlauf

- Depressive Episode mit ausgeprägten Angstsymptomen (6A80.0)
- Depressive Episode mit Panikattacken (6A80.1)
- Persistierende (chronische) depressive Episode (6A80.2)
- Depressive Episode mit Melancholie (6A80.3)
- Depressive Episode mit saisonalem Muster (6A80.4)

1 International Classification of Diseases 11th Revision. Verfügbar unter: https://icd.who.int sowie ICD-11 in Deutsch – Entwurfsfassung: Verfügbar unter: https://www.bfarm.de/DE/Kodiersysteme/Klassifikationen/ICD/ICD-11/_node.html

- Prämenstruelle dysphorische Störung (GA34.41)
- Postpartum Depression (6E20/21)
- Gemischte depressive Störung und Angststörung (6A73)
- Sonstige näher bezeichnete depressive Störung (6A7Y)
- Nicht näher bezeichnete depressive Störung (6A7Z)

Akute Depressionen kommen auch in Zusammenhang mit Schwangerschaft, Entbindung und in der Postpartalphase (Wolkenstein, 2023) sowie im Verlauf sogenannter „Bipolarer und verwandter Störungen" (6A6) vor. Auf diese besondere Form einer Depression soll jedoch hier nicht eingegangen werden. Diesem Störungsbild ist ein eigener Band in dieser Buchreihe gewidmet (Hautzinger & Meyer, 2011). Ferner kann eine akute Depression nach mehreren Erkrankungsepisoden oder auch von Anfang an chronifizieren (z. B. als Dysthymie oder als Vollbild einer Depression über mehr als zwei Jahre anhalten). Akute Depressionen können auch auf Behandlungen unzureichend ansprechen. Diese chronisch verlaufenden bzw. therapierefraktären Depressionen sollen hier auch nicht das Thema sein. Hierzu ist ein eigener Band in dieser Buchreihe verfügbar (Brakemeier, Schramm & Hautzinger, 2012).

Die erste Auflage dieses Bandes ist 2010 erschienen. Seitdem hat sich das Feld der „Mood Disorders" durch Erkenntnisfortschritte und neue Behandlungsmöglichkeiten weiter ausdifferenziert. Das psychologische und neurobiologische Verständnis sowie die psychiatrischen und psychologischen Behandlungsoptionen rechtfertigen nicht nur die Unterscheidung in unipolare bzw. bipolare affektive Störungen, sondern auch in akute, chronische, rezidivierende und postpartale (unipolare) Depressionen. Insbesondere im Rahmen der Psychotherapie bipolarer Störungen und rezidivierender depressiver Störungen stehen die Rückfallprophylaxe, die Vermeidung von Hospitalisierung und der Erhalt eines möglichst hohen sozialen Funktionsniveaus im Mittelpunkt. Auch dieser rückfallprophylaktische Fokus rechtfertigt eigenständige Konzepte (z. B. Meyer & Hautzinger, 2013; Risch, Stangier, Heidenreich & Hautzinger, 2012) und damit verbundene Untersuchungen. Eine weitere Ausdifferenzierung unseres Wissens über affektive Störungen erlaubt heute auch die „universelle bzw. selektive Prävention" depressiver Entwicklungen bei Kindern und Jugendlichen (Pössel & Hautzinger, 2022).

Der Schwerpunkt dieses Buches liegt auf dem psychologischen Verständnis und der Psychotherapie akuter depressiver Episoden. Damit verbunden ist das Ziel der Symptomreduktion und der Überwindung aktueller depressiver Beeinträchtigungen. Dies wird vom Schweregrad der depressiven Symptomatik und von der vorhandenen Komorbidität beeinflusst. Da der Schwerpunkt der ersten Auflage bereits auf dem Verständnis und der Therapie akuter depressiver Zustände lag und dabei wissenschaftlich gut begründete Konzepte zur Anwendung kamen, liegt mit diesem Buch kein vollständig neues Werk vor. Es werden die bewährten und erfolgreichen, auf wissenschaftlichen Evidenzen begründeten Erklärungen und Behandlungen übernommen, doch um aktuelle Entwicklungen und Interventionen ergänzt.

Tübingen, März 2023 *Martin Hautzinger*

1 Beschreibung der Störung

Merke

Niedergeschlagenheit, traurige Verstimmung, Gefühllosigkeit, Angst, Antriebsminderung, Selbstzweifel, Wertlosigkeit, Hoffnungslosigkeit, Sinnlosigkeit, häufig begleitet von Ängstlichkeit und Unruhe, Energielosigkeit, Appetitstörungen, Gewichtsverlust, Libidoverlust, Schlafstörungen, Schmerzen, Konzentrationsproblemen und Suizidideen sind typische Beschwerden und Auffälligkeiten einer akuten Depression.

Leitsymptome sind Niedergeschlagenheit, Freudlosigkeit und Antriebslosigkeit

Neben der umgangssprachlichen Verwendung des Begriffs „Depression" auf Verstimmtheitszustände im Bereich normalen Erlebens wird von Depressionen im Bereich psychischer Störungen auf drei Ebenen gesprochen: (a) auf der symptomatologischen Ebene, wenn es um Einzelsymptome wie z.B. Traurigkeit oder Niedergeschlagenheit geht; (b) auf der syndromalen Ebene als ein als zusammenhängend angenommener Merkmalskomplex mit emotionalen, kognitiven, motorischen, motivationalen, physiologischen, endokrinologischen Komponenten; und schließlich (c) als Oberbegriff für möglicherweise verschiedene Erkrankungen und dem zugehörigen (hypothetischen) Ursachen-, Verlaufs- und Behandlungswissen.

Körperliche und psychische Symptome kommen gemeinsam vor

Akute depressive Syndrome sind durch eine Vielzahl heterogener Symptome gekennzeichnet. Charakteristisch ist, dass körperliche und psychische Symptome gemeinsam vorkommen. In Tabelle 1 sind die wesentlichen Symptome einer Depression nach psychologischen Gesichtspunkten geordnet. Hilfreich ist die Unterscheidung in Symptome auf emotionaler, motivationaler, kognitiver, vegetativ-somatischer, motorisch-behavioraler und interaktioneller Ebene.

Erkennen depressiver Störungen erfordert eine sorgfältige Diagnostik

Da keines der in der Tabelle 1 aufgeführten Symptome vorkommen muss, keines nur bei depressiven Störungen vorkommt und außerdem Patienten in unterschiedlicher Ausprägung ein unterschiedlich zusammengesetztes Muster von Symptomen haben können, erfordert das Erkennen einer akuten depressiven Störung eine sorgfältige Diagnostik.

Tabelle 1: Symptomatik akuter Depressionen

Verhalten, Motorik, Erscheinungsbild	Emotional	Physiologisch-vegetativ	Imaginativ-kognitiv	Motivational
• *Körperhaltung:* kraftlos, gebeugt, spannungsleer; Verlangsamung der Bewegungen; Agitiertheit, nervöse, zappelige Unruhe, Händereiben o. Ä. • *Gesichtsausdruck:* traurig, weinerlich, besorgt; herabgezogene Mundwinkel, vertiefte Falten, maskenhaft erstarrte, manchmal auch nervöse, wechselnd angespannte Mimik • *Sprache:* leise, monoton, langsam • Allgemeine *Aktivitätsverminderung* bis zum Stupor, wenig Abwechslung, eingeschränkter Bewegungsradius, Probleme bei der praktischen Bewältigung alltäglicher Anforderungen	• Gefühle von Niedergeschlagenheit und Hilflosigkeit, Trauer, Hoffnungslosigkeit, Verlust, Verlassenheit, Einsamkeit und innerer Leere, Unzufriedenheit, Feindseligkeit, Angst und Sorgen, Gefühl der Gefühllosigkeit und Distanz zur Umwelt	• Innere Unruhe, Erregung, Spannung, Reizbarkeit, Weinen, Ermüdung, Schwäche, Schlafstörungen, tageszeitliche und jahreszeitliche Schwankungen im Befinden, Wetterfühligkeit, Appetit- und Gewichtsverlust, Libidoverlust, allgemeine vegetative Beschwerden (u.a. Kopfdruck, Magenbeschwerden, Verdauungsbeschwerden) • Bei der Diagnose ist auf Folgendes zu achten: Blutdruck, Blutzuckerspiegel, Kalziummangel, Eisenwerte, Serotonin-/Adrenalinmangel, Cortisolüberschuss, Schilddrüsenfunktion, Zink, Vitamin D	• Negative Einstellung gegenüber sich selbst (als Person, den eigenen Fähigkeiten und dem eigenen Erscheinungsbild) und der Zukunft (z.B. imaginierte Vorstellung von Sackgasse, schwarzem Loch); Pessimismus, permanente Selbstkritik, Schuld, Selbstunsicherheit, Hypochondrie, Einfallsarmut, mühsames Denken, Konzentrationsprobleme, zirkuläres Grübeln, Erwartung von Strafen oder Katastrophen, Wahnvorstellungen, z.B. Versündigungs-, Insuffizienz- und Verarmungsvorstellungen; rigides Anspruchsniveau, nihilistische Ideen der Ausweglosigkeit und Zwecklosigkeit des eigenen Lebens, Suizidideen	• Misserfolgsorientierung, Rückzugs- bzw. Vermeidungshaltung, Flucht und Vermeidung von Verantwortung, Erleben von Nichtkontrolle und Hilflosigkeit, Interessenverlust, Verstärkerverlust, Antriebslosigkeit, Entschlussunfähigkeit, Gefühl des Überfordertseins, Rückzug bis zum Suizid oder Zunahme der Abhängigkeit von anderen

1.1 Definitionskriterien und Diagnostik

Akute Depressionen werden heute durch eine gewisse Anzahl gleichzeitig vorhandener Symptome, die über eine gewisse Zeit andauern müssen und nicht durch andere Erkrankungen bzw. Umstände erklärbar sind, definiert (vgl. Kasten). Der Verlauf, die Schwere (leicht, mittelgradig, schwer) und die besondere Ausprägung der Symptomatik (z.B. mit psychotischen Symptomen, mit Melancholie, mit saisonalem Muster, mit ausgeprägten Angstsymptomen, mit Panikattacken, persistierend, in der Peripartalzeit) werden zur Definition von weiteren Untergruppen herangezogen.

Zusatzkodierungen

Gemäß ICD-11 müssen für die Diagnose einer depressiven Episode mindestens fünf von zehn Symptomen über mindestens zwei Wochen fast den ganzen Tag und fast jeden Tag vorhanden sein (vgl. Kasten). Unter den fünf Symptomen muss mindestens eines der Leitsymptome sein. Die zehn Symptome lassen sich einem affektiven Cluster (depressive Verstimmung, Verlust von Interesse und Freude, Libidoverlust), einem kognitiv-behavioralen Cluster (Konzentrationsprobleme, Entscheidungsunfähigkeit, Verlust von Selbstwertgefühl, Schuldgefühle, Hoffnungslosigkeit, Gedanken an Tod) und einem neuro-vegetativen Cluster (Schlafstörungen, Appetitstörungen, Gewichtsveränderungen, psychomotorische Hemmung bzw. Agitiertheit, Energieverlust, Erschöpfung) zuordnen.

Akute depressive Störung

Die meiste Zeit des Tages, fast jeden Tag, weitgehend unbeeinflusst durch äußere Umstände über *mindestens zwei Wochen* anhaltend mindestens ein Leitsymptom plus vier Begleitsymptome:

Leitsymptome

1. *Depressive (niedergedrückte) Stimmung* in einem für den Betroffenen deutlich abnormen Ausmaß.

oder

2. Deutlicher *Verlust an Freude und/oder Verlust von Interesse* an Aktivitäten, die normalerweise angenehm sind, bzw. Alltagsaktivitäten.

Begleitsymptome

Bezogen auf den kodierten mindestens zweiwöchigen Zeitraum zusätzlich *vier weitere Symptome:*

3. Verminderter *Antrieb,* erhöhte *Ermüdbarkeit, reduzierte Energie, Erschöpfung.*
4. Verlust von *Selbstvertrauen* und *Selbstwertgefühl,* unbegründete *Selbstvorwürfe* oder ausgeprägte, unangemessene *Schuldgefühle.*

5. Wiederkehrende *Gedanken an den Tod* oder Suizid oder *suizidales Verhalten.*
6. Klagen über oder Anzeichen für vermindertes *Denk- oder Konzentrationsvermögen* wie *Unentschlossenheit, Unschlüssigkeit oder Entscheidungsunfähigkeit.*
7. Änderung der *psychomotorischen Aktivität* mit Agitiertheit oder Hemmung.
8. *Schlafstörungen* jeder Art.
9. *Appetitverlust* oder *gesteigerter Appetit* mit entsprechender *Gewichtsveränderung.*
10. *Hoffnungslosigkeit* gegenüber der Zukunft.

Die Symptomatik verursacht bedeutsame Beeinträchtigungen in persönlichen, familiären, sozialen, schulischen, beruflichen oder anderen wichtigen Funktionsbereichen. Wenn die Funktionsfähigkeit erhalten ist, ist dies nur unter bedeutsamer Zusatzanstrengung möglich.

Es liegen keinerlei Hinweise auf (frühere) Hypomanie und Manie vor!

Die Symptome sind nicht besser durch eine Trauerreaktion erklärbar.

Die Störung ist nicht Folge von einem anderen medizinischen Krankheitsfaktor (z. B. Gehirntumor, Schilddrüsenfunktion) oder von den physiologischen Auswirkungen einer Substanz oder des Entzugs von Substanzen (einschließlich Medikamente).

Falls eine depressive Episode oder eine rezidivierende depressive Störung vorliegt, bedarf es ergänzend der Beurteilung, ob die diagnostischen Kriterien für ein „psychotisches, melancholisches oder saisonales Syndrom" erfüllt sind.

Zusatzkodierung „mit Melancholie" (6A80.3)

1. Deutlicher Verlust von *Interesse* oder *Freude* an Aktivitäten, die normalerweise angenehm sind.
2. Mangelnde Fähigkeit, emotional auf Ereignisse oder Aktivitäten zu *reagieren,* auf die normalerweise eine emotionale Reaktion erfolgt.
3. *Frühmorgendliches Erwachen* zwei Stunden oder mehr vor der gewohnten Zeit.
4. *Morgentief* der Depression.
5. Ausgeprägte *psychomotorische Hemmung oder Agitiertheit* (von anderen bemerkt oder berichtet).
6. Ausgeprägter *Appetitverlust oder Gewichtsverlust.*

Endogenität

Endogene Depression ist eine veraltete Diagnose

Die veraltete, nicht länger gebrauchte Diagnose einer „Endogenen Depression" wird heute als „Depressive Episode mit *Melancholie*" beschrieben (vgl. Kasten oben). Ob Verlaufskriterien oder das Ansprechen auf Behandlung weitere differenzierende Merkmale darstellen, ist umstritten. Diese Zusatzcodierung kann vergeben werden, wenn während der schlimmsten Phase der akuten Episode mehrere der folgenden Symptome vorhanden sind bzw. waren: deutlicher Interesseverlust, deutlicher Verlust von Freude, mangelnde emotionale Reagibilität, Früherwachen, Morgentief, ausgeprägte motorische Hemmung oder Agitiertheit, ausgeprägter Appetit- und Gewichtsverlust.

Psychotische Symptome

Psychotische Symptome drehen sich um Schuld, Sünde, Verarmung, Strafe

Bei mittelschweren und schweren depressiven Episoden können psychotische Symptome auftreten. Diese zusätzliche Beschreibung einer depressiven Episode erfordert das Vorliegen stimmungskongruenter wahnhafter Symptome. Diese haben im Rahmen einer Depression typischerweise den Inhalt von Schuld, Sünde, Verarmung, Strafe, selten von Verfolgtwerden. Bei Manien herrschen Inhalte der Wichtigkeit, der Einmaligkeit, der Größe, der Unverletzbarkeit, doch auch des Geliebtwerdens vor. Bei stimmungsinkongruenten psychotischen Symptomen bzw. bei zusätzlich formalen Denkstörungen ist die Diagnose einer schizoaffektiven oder einer schizophrenen Störung in Erwägung zu ziehen.

Ergänzende Unterteilungen, Zusatzkodierungen

Winterdepression

Depression mit Angst oder Panik

Weitere Spezifizierungen depressiver Störungen ergeben sich durch das jahreszeitlich gebundene Auftreten depressiver Störungen („Winterdepression") kodiert unter 6A80.4 (in der ICD-11) als depressive Episode mit saisonalem Muster. Die Zusatzcodierungen depressive Episoden mit ausgeprägten Angstsymptomen (6A80.0) oder mit Panikattacken (6A80.1) werden vergeben, wenn prominente und klinisch bedeutsame Angstsymptome, wie Nervosität, Anspannung, vegetative Symptome, Sorgen oder Panikattacken im Rahmen der Depression bestimmend sind und die meiste Zeit anhalten.

Postpartum Depression

Tritt eine depressive Episode während der Schwangerschaft, der Entbindung oder in engem zeitlichem Zusammenhang mit der Geburt eines Kindes auf, kann die Zusatzcodierung im Zusammenhang mit der Peripartalzeit (6E20/21) vergeben werden.

Prämenstruelle Dysphorische Störung

Depressionen in Verbindung mit der Menstruation können als Prämenstruelle Dysphorische Störung (GA34.41) codiert werden. In diesem Fall treten verschiedene affektive, somatische und kognitive Symptome mehrere Tage vor der Menstruation auf und remittieren innerhalb einer Woche nach Beginn der Menstruation völlig. Dieser Zusammenhang mit der Luteal- und Menstruationsphase sollte durch ein prospektives Tagebuch über mindestens zwei symptomatische Zyklen bestätigt werden. Die Abgrenzung zu milderen prämenstruellen Beschwerden ist erforderlich.

Persistierende Depression

Die Zusatzkodierung „Persistierende (chronische) depressive Episode" (6A80.2) kann vergeben werden, wenn die derzeitige Depression seit mindestens zwei Jahren kontinuierlich anhält. Es wird damit eine andauernde depressive Episode ohne Remission beschrieben.

Dysthyme Störung

Eine Dysthyme Störung (6A72) ist eine eigenständige diagnostische Kategorie. Sie wird nicht länger synonym zu „Depressive Neurose" verwendet. Eine Dysthymie erfordert eine anhaltende depressive Verstimmung, gekoppelt mit weiteren depressiven Symptomen über die meiste Zeit des Tages, an mehr als der Hälfte der Tage über einen mindestens zweijährigen Zeitraum. Während dieses Zeitraums reicht die Symptomatik nicht aus, um die Kriterien einer depressiven Episode zu erfüllen (vgl. Kasten auf Seite 8f.), manische, gemischte oder hypomanische Phasen fehlen in der Vorgeschichte, symptomfreie Intervalle sind kürzer als acht Wochen. Die Kodierung „Persistierende depressive Episode" kann zusätzlich zur Dysthymie (Komorbidität) vergeben werden.

Organisch bedingte Depression

Die Unterkategorien der „Altersdepression" (Erstmanifestation im höheren Lebensalter, Dominanz somatischer Symptome), der „larvierten Depression" (sich hinter somatischen Symptomen verbergende affektive Störung), der „symptomatischen Depression" (Depression als Begleitung körperlicher Erkrankungen), der „organischen Depression" (Depressionen verursacht z. B. durch Tumore, Schlaganfall) und der „sekundären Depression" (Trennung von Störungen nach zeitlicher Manifestation bzw. nach Dominanz von Symptomen) werden heute offiziell nicht länger als Subkategorien verwendet, finden jedoch im klinischen Rahmen noch vielfach Verwendung.

Verläufe unipolarer depressiver Störungen

Abbildung 1 illustriert die möglichen Verläufe von Depressionen. Deutlich wird, dass es dabei immer um ein Absinken unter das Normalbefinden geht. Meistens erfolgt eine Remission in den gesunden Normalzustand (z. B. Verläufe a und c), was auch das Ziel einer Behandlung ist.

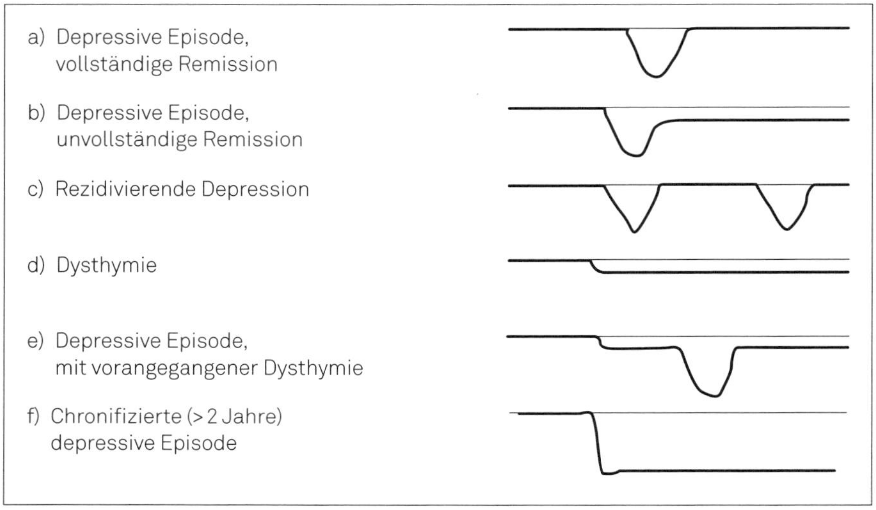

Abbildung 1: Verläufe unipolarer depressiver Störungen

1.2 Differenzialdiagnose

Traurigkeit, Selbstzweifel, Resignation, Dysphorie und das Auftreten einzelner depressiver Symptome sind nicht gleichbedeutend mit dem Vorliegen einer Depression. Auf der anderen Seite gibt es zahlreiche Studien, die zeigen, dass mit körperlichen Erkrankungen, Somatisierungsstörungen, Substanzmissbrauch bzw. -abhängigkeit, endokrinen bzw. immunologischen Störungen, zerebralen Abbauprozessen sowie mit neurologischen Erkrankungen Depressionen einhergehen. Es gibt Schätzungen, dass 15 bis 20 % der Patienten in einer Allgemeinarztpraxis an einer in der Regel nicht erkannten akuten Depression leiden, entsprechend nicht bzw. falsch behandelt werden und so zur Chronifizierung der Störung beigetragen wird.

Merke

Für eine Differenzialdiagnose einer Depression ist zunächst auszuschließen, dass die deutlich depressive Stimmung durch eine *körperliche Erkrankung* (wie z. B. Schilddrüsenunterfunktion, bestimmte neuronale Noxen und Fehlfunktionen usw.) oder durch *Substanzabhängigkeit* bzw. Medikamentenwirkung bedingt ist.

Dies bedarf in jedem Fall einer gründlichen ärztlichen, apparativen und labormedizinischen Abklärung. Weiterhin ist die direkte Einwirkung von Medikamenten, Drogen und Alkohol zu klären, die ein depressives Bild zur Folge haben können. Insbesondere mit fortschreitendem Alter bekommen in diesem Zusammenhang selbst verordnete Medikamente (z. B. Antihypertensiva) diagnostische Bedeutung.

Daher gehört zur Diagnostik einer Depression immer auch eine gründliche ärztliche (kardiovaskuläre, internistische, respiratorische, neurologische, metabolische, endokrine und immunologische) Untersuchung, was Blutbild, Elektrolyte, Leber- und Nierenfunktion, Schilddrüse, EEG, CT, MRT einschließt.

Bipolare Störung bzw. Zyklothymie ausschließen

Psychopathologisch ist zudem das Vorliegen einer *bipolaren Störung* bzw. einer Zyklothymie zu bestimmen bzw. auszuschließen. Dies erfordert die Berücksichtigung der Kriterien nach ICD-11 für eine Depressive Episode und eine Manische Episode, eine Hypomanie bzw. eine Zyklothymie. Liegt eine dieser Störungen vor, dann hat dies therapeutische Konsequenzen, da sowohl pharmakologisch als auch psychotherapeutisch in der Regel eine unipolare Depression anders behandelt wird als eine Depression im Rahmen einer bipolaren Störung (vgl. dazu Hautzinger & Meyer, 2011; Meyer & Hautzinger, 2013).

Akute Depressionen werden unterteilt in: Depressive Episoden, Dysthymien, Anpassungsstörungen

Die unipolaren akuten Depressionen werden unterteilt in *Depressive Episoden, Dysthymien* und *Anpassungsstörungen* (kurze bzw. längere depressive Reaktion). Bei den diagnostischen Kriterien nach ICD-11 wird deutlich, dass die möglichen Symptome dieser Störungen identisch sind. Diagnostische Unterschiede ergeben sich durch die Menge zeitgleich auftretender Beschwerden, die zeitliche Erstreckung dieser Symptome und durch den Zusammenhang (innerhalb 6 Monate nach Ereignis) depressiver Symptome mit einer psychosozialen Belastung (bei der Anpassungsstörung). Zur „chronischen" Depression (wozu auch die Dysthymien gehören) wird auf das Buch von Brakemeier, Schramm und Hautzinger (2012) und bezüglich der „Anpassungsstörungen" auf das Buch von Bengel und Hubert (2010) in dieser Reihe verwiesen.

Abgrenzung depressiver Anpassungsstörungen (6B43) von depressiven Störungen (6A7)

- Enger zeitlicher Bezug zum benennbaren Auslöser,
- Nachlassen der Symptomatik innerhalb von sechs Monaten,
- Ansprechbarkeit auf positive Ereignisse,
- wellenartiges Auftreten dysphorischer, negativer Gefühle,
- keine, kaum vegetative Beschwerden,
- keine, kaum Anzeichen für schwere Selbstzweifel oder heftige Schuldgefühle,
- keine, kaum Einschränkungen der (sozialen, beruflichen, familiären) Funktionsfähigkeit.

Abgrenzung zu Trauer

Wichtig ist auch die Abgrenzung der *Trauer* von einer Depression. Trauerreaktionen können durchaus Symptome einer Depression aufweisen. Stehen depressive Symptome in engem Zusammenhang mit dem Tod einer nahestehenden, geliebten Person, dann gilt dies als sozial erwartet und normal. Wir sprechen von einer Trauerreaktion bzw. Trauerphase und sehen darin keine Störung mit Krankheitswert. Erst wenn eine Trauerreaktion über (mindestens zwei) Monate unverändert anhält, zu suizidalen Krisen oder gar schweren, somatischen bzw. psychotischen Symptomen führt, gilt dies als abnorm und behandlungsbedürftig. Das Buch von Znoj (2016) zum Verständnis und zur Hilfe bei „Komplizierter Trauer“ ist hier zu empfehlen.

Im Anhang auf Seite 102f. findet sich ein Entscheidungsbaum, der diese Differenzialdiagnosen nochmals für alle affektiven Störungen zusammenfasst. Differenzialdiagnostisch wichtig ist insbesondere der Ausschluss einer durch körperliche Prozesse provozierten bzw. durch Substanzen induzierten akuten Depression. Ferner ist beim Vorliegen wahnhafter Symptome die Abgrenzung von schizophrenen bzw. schizoaffektiven Störungen wichtig.

Akute Depressionen können parallel zu, in Folge von und/oder als Vorläufer von allen psychischen Störungen auftreten und sind beim Vorliegen der entsprechenden Kriterien auch zusätzlich zu den anderen Störungen, etwa einer Zwangsstörung oder einer Alkoholabhängigkeit, zu diagnostizieren (multiple Diagnosen, Komorbidität). Tabelle 2 listet Fragen auf, die erste Hinweise auf komorbide Störungen geben.

Tabelle 2: Screeningfragen zur Abgrenzung etwaig vorhandener komorbider Störungen

Screeningfragen	Hinweis auf
Hatten Sie schon einmal einen Angstanfall, bei dem Sie ganz plötzlich von starker Angst, Beklommenheit oder Unruhe überfallen wurden?	Panikstörung
Haben Sie sich schon einmal über mindestens einen Monat oder länger ängstlich, angespannt und voll ängstlicher Besorgnis gefühlt?	Generalisierte Angststörung
Hatten Sie jemals unbegründete Ängste, mit anderen zu reden, etwas in Gegenwart anderer zu tun oder im Mittelpunkt der Aufmerksamkeit zu stehen?	Soziale Phobie
Litten Sie jemals unter unbegründeten Ängsten, öffentliche Verkehrsmittel zu benutzen, in Geschäfte zu gehen oder sich auf öffentlichen Plätzen aufzuhalten?	Agoraphobie
Haben Sie jemals ein ungewöhnlich schreckliches oder bedrohliches Ereignis erlebt, unter dessen Nachwirkungen Sie monatelang litten?	Posttraumatische Belastungsstörung
Gab es jemals eine Zeitspanne, in der Sie unter einer unbegründeten Angst vor besonderen Situationen, Gegenständen oder Tieren litten?	Spezifische Phobie

Tabelle 2: Fortsetzung

Screeningfragen	Hinweis auf
Haben Sie jemals unter Gedanken gelitten, die unsinnig waren und immer wieder kamen, auch wenn Sie es gar nicht wollten?	Zwangsstörung
Haben Sie sich in den letzten Wochen durch Beschwerden, wie z. B. Bauchschmerzen oder Verdauungsbeschwerden, Kopf- oder Rückenschmerzen oder Kurzatmigkeit, Müdigkeit oder Energielosigkeit oder andere anhaltende körperliche Beschwerden, beeinträchtigt gefühlt?	Somatoforme Störungen
Haben Sie sich jemals über mehrere Monate hinweg große Sorgen darüber gemacht, wie viel Sie essen, zu dick zu sein oder zuzunehmen?	Essstörung
Gab es einmal eine Zeit in Ihrem Leben, in der Sie fünf oder mehr Gläser Alkohol pro Tag getrunken haben?	Alkoholmissbrauch oder -abhängigkeit
Haben Sie schon mehrmals Anregungs-, Beruhigungs-, Schlaf- oder Schmerzmittel ohne ärztliche Verschreibung oder in höherer Dosierung eingenommen?	Medikamentenmissbrauch oder -abhängigkeit
Haben Sie in Ihrem Leben schon mehrmals irgendwelche Drogen, wie z. B. Haschisch, Ecstasy, Kokain oder Heroin, konsumiert?	Drogenmissbrauch oder -abhängigkeit
Haben Sie sich jemals über mehrere Wochen hinweg große Sorgen darüber gemacht, dass Sie viel Zeit mit Glücksspiel verbringen oder ständig den Computer gebrauchen oder im Internet surfen o.Ä.?	Verhaltenssucht

1.3 Epidemiologie und Risikofaktoren

1.3.1 Prävalenz, Inzidenz und Morbiditätsrisiko

Zunahme der Häufigkeit in den letzten Jahrzehnten

Depressionen sind häufige psychische Störungen, die zudem in den letzten Jahrzehnten offensichtlich zunehmen, immer jüngere Altersgruppen erfassen und bereits eine echte „Volkskrankheit“ darstellen. Nach Schätzungen der Weltgesundheitsorganisation werden Depressionen bis zum Jahr 2030 die Krankheit sein, die neben den Herz-Kreislauf-Erkrankungen die meisten gesunden und unbeeinträchtigten Lebensjahre rauben werden. Es liegen heute eine ganze Reihe repräsentativer epidemiologischer Studien vor, die recht übereinstimmende Schätzungen der Häufigkeit und der Risikofaktoren erlauben.

Untersuchungen in Industrienationen, unter Anlegen der Kriterien operationaler Diagnostik (DSM-5, ICD-10/11), kommen zu einer Punktprävalenz für

Jahresrisiko für Depressionen: 7 Millionen

depressive Störungen von 6 bis 8 %. Man darf davon ausgehen, dass in einem Zeitraum von 12 Monaten 11 % oder 7 bis 8 Millionen Menschen in Deutschland von einer Depression betroffen sind. Tabelle 3 fasst den aktuellen Kenntnisstand zur Epidemiologie zusammen. Dabei liegt die Nichtbehandlungsquote bei über 60 % (Jacobi et al., 2004).

Die Inzidenzschätzungen (neue Fälle pro Jahr) für die Diagnose einer depressiven Episode liegen bei 1 bis 2 Neuerkrankungen auf 100 Personen. Die Wahrscheinlichkeit, im Laufe des Lebens eine Depression zu erleiden, liegt bei bis zu 12 % für Männer und bis zu 25 % für Frauen. Mehrere internationale Studien sowie die Hochrechnungen der Weltgesundheitsorganisation (WHO, 2004) unterstützen diese Zahlen. Krankenkassenabrechnungsdaten zeigen, dass die Diagnoseprävalenz behandelter Depressionen in Deutschland von 12,5 % im Jahr 2009 auf inzwischen über 16 % (ein Plus von fast 30 %) angestiegen ist.

Tabelle 3: Häufigkeiten akuter Depressionen nach dem Bundesgesundheitssurvey

	4-Wochen-Punktprävalenz	12-Monats-Prävalenz	Lebenszeit-Prävalenz
Depression (insgesamt)	6,3 %	11,9 %	17,1 %
Frauen	7,8 %	15,4 %	23,3 %
Männer	4,8 %	8,5 %	11,1 %

1.3.2 Risikofaktoren

In Bezug auf Risikofaktoren bzw. protektive Faktoren, die Einfluss auf die Erkrankungswahrscheinlichkeit einer akuten Depression haben können, lässt sich Folgendes sagen.

Frauen erhöhtes Risiko

Geschlecht: Frauen weisen in nahezu allen (Quer- und Längsschnitt-)Untersuchungen ein doppelt so hohes Erkrankungsrisiko für Depressionen wie Männer auf. Neuere Studien, insbesondere unter Berücksichtigung jüngerer Stichproben und mehrerer Indikatoren (Punktprävalenz und Inzidenz), lassen vermuten, dass das Erkrankungsrisiko für Mädchen und junge Frauen höher ist und außerdem im Jugendalter bzw. frühen Erwachsenenalter steiler ansteigt als für Jungen und junge Männer. Frauen weisen zudem eine höhere Rückfallneigung für weitere depressive Episoden auf. Diese Geschlechtsunterschiede werden im mittleren und höheren Lebensalter geringer, bleiben jedoch erhalten.

Lebensalter: Depressionen treten in allen Lebensaltern auf. Lag in früheren Untersuchungen der Ersterkrankungsgipfel zwischen dem 30. und 40. Lebensjahr, so zeigen neuere Studien, dass sich dieser Altersgipfel vorverlagert hat, nämlich zwischen das 18. und 25. Lebensjahr (WHO, 2004). Offensichtlich gibt es zwischen Geschlecht und Lebensalter insofern einen Zusammenhang, als das Erkrankungsrisiko bei Frauen im jüngeren Alter höher ist, rascher ansteigt, früher einen Gipfel erreicht und so bis ins Alter der Geschlechtsunterschied bezüglich der Depressionsrate erhalten bleibt.

Frühes Erwachsenenalter erhöhtes Risiko

Sozio-ökonomische Faktoren: Unter den sozialen Faktoren sind der Familienstand und das Vorhandensein bzw. Fehlen einer vertrauensvollen persönlichen Beziehung als Risiko- bzw. Protektionsfaktoren bei unipolaren Depressionen gesichert. Getrennte und geschiedene Personen und solche ohne vertraute Personen erkranken eher. Als wichtige protektive Faktoren erwiesen sich positive Sozialbeziehungen, aber auch der Wohn- und berufliche Bereich. Verheiratete Personen, Personen mit höherer Bildung und beruflicher (sicherer) Anstellung sowie ein Wohn- und Lebensraum in eher ländlich-kleinstädtischer Umgebung hatten in einer amerikanischen Studie die niedrigsten Depressionsraten.

Soziale Benachteiligung, Alleinleben erhöhen das Risiko

Unter den sozio-ökonomischen Faktoren korrelieren ein höheres Bildungsniveau und eine sichere berufliche Anstellung mit niedrigeren Depressionsraten. Die Depressionsraten (Jahresprävalenz) in unteren sozialen Schichten liegen mit 14 % doppelt so hoch wie bei höheren sozialen Schichten (6 bis 7 %). Leben in einer Großstadt geht mit einem verdoppelten Depressionsrisiko (14 %) einher, verglichen mit Leben in einer Kleinstadt (8 %).

Stadtleben und geringe Bildung machen krank

Stressreiche, traumatische Belastungen: Belastende und traumatisierende Lebensereignisse kommen in der Vorgeschichte einer Person und im Vorfeld depressiver Episoden gehäuft vor. Dies gilt für personenabhängige Ereignisse (Krankheiten, Misserfolge usw.), aber auch für unabhängige (nicht durch die Krankheit oder den Patienten selbst herbeigeführte) Ereignisse (z. B. Verlust, Trennung, Misshandlung). Belastende Ereignisfolgen (chronische Belastungen) in Zeiträumen, in denen keine Erholung von den früheren Belastungen eintreten kann, scheinen besonders kritisch zu sein. Stress steht in engem Zusammenhang mit der Art (Schicht, familiäres Milieu, ländlich, städtisch) und mit dem Grad der Komplexität (Industrialisierung) der Lebenswelt. Eine Studie konnte zeigen, dass sowohl in Nigeria als auch in Kanada die Depressionsraten auf dem Land (10,1 bis 17,7 %) niedriger sind als in der Großstadt (20,7 bis 32,7 %). In Nordamerika finden sich deutlich höhere Depressionsraten als in Afrika.

Lebensereignisse und Traumatisierung erhöhen Risiko

Familiäre Belastung: Bei Depressionen erweist sich die familiäre Belastung mit affektiven Störungen als die einflussreichste Risikovariable. Angehörige ersten Grades von Patienten mit einer manisch-depressiven Erkrankung weisen ein Erkrankungsrisiko für Depressionen von 25 %, Angehörige unipolar depressiv Erkrankter von 20 % und Angehörige gesunder Kontrollpersonen von 7 % auf.

Familiäre Belastung vergrößert Erkrankungsrisiko

Merke: Risikofaktoren für eine akute Depression

Frühere depressive Phasen, frühere traumatisierende Erfahrungen, weibliches Geschlecht, jüngeres Erwachsenenalter, familiäre Belastung mit affektiven Störungen, disharmonische Partnerschaft, Mangel an sozialen Stützsystemen, Zugehörigkeit zu einer unteren sozialen Schicht, Arbeitslosigkeit, Armut, belastende Lebensereignisse, chronische Belastungen, städtische Lebensumwelt, Industrialisierung und Modernisierung.

1.4 Verlauf und Prognose

Große Variabilität der Krankheitsverläufe

Alle Verlaufsstudien kommen zu dem Schluss, dass die Verläufe von depressiven Syndromen eine große interindividuelle Variabilität aufweisen. Angesichts dieser großen Variabilität der Krankheitsverläufe und des Fehlens eindeutiger Parameter wird von verschiedenen Fachgesellschaften die folgende Einteilung in Abschnitte einer depressiven Episode vorgeschlagen (vgl. auch Abbildung 2): „Remission“ wird definiert als Zustand bzw. kurze Zeitstrecke der (vollständigen oder partiellen) Besserung depressiver Symptomatik; „Genesung“ (Recovery) ist eine vollständige Remission über eine längere Zeitstrecke (je nach Kriterium nach zwei bis sechs Monaten), dabei ist der Bezug die aktuelle depressive Episode; „Rückfall“ (Relapse) ist das Wiederauftreten von depressiven Symptomen während der Remission, bevor die Genesung erreicht und damit die aktuelle depressive Episode abgeschlossen ist; „Wiedererkrankung“ (Recurrence) ist das Auftreten einer neuen depressiven Episode nach vollständiger Genesung, was voraussetzt, dass die Diagnosekriterien einer akuten Depression erfüllt sind.

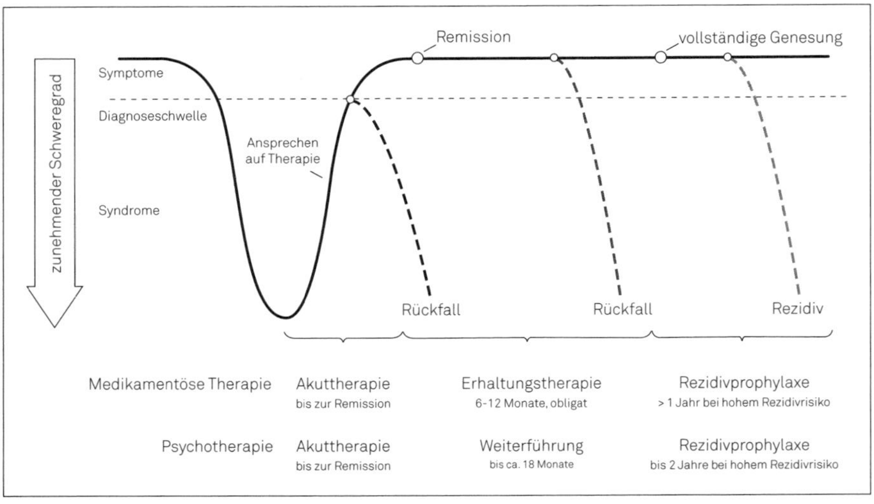

Abbildung 2: Einteilung der Phasen einer depressiven Episode

Entsprechend lassen sich therapeutische Interventionen der „Akuttherapie" (Symptomreduktion während der depressiven Episode), der „Erhaltungstherapie" (bei und während der Remission zur Verhinderung von Rückfällen) und der „Prophylaktischen Therapie" (Verhinderung von Wiedererkrankungen und neuen depressiven Episoden) zuordnen.

Akuttherapie, Erhaltungstherapie, prophylaktische Therapie

Typische Parameter, die neben dem Ersterkrankungsalter in den vorliegenden Verlaufsstudien ausgewertet wurden, sind: Phasenanzahl, Phasendauer, Phasenintensität, Dauer und Ausmaß des beschwerdefreien Intervalls, Zykluslänge (Abstand von Phasenbeginn zu Phasenbeginn) und der Zustand während einer Indexuntersuchung (Ausgang des bisherigen Verlaufs).

Uni- und bipolare Verläufe: Bereits die Trennung in uni- und bipolare Verläufe ist nicht unproblematisch, da man bei einer oder auch mehreren depressiven Episoden nicht sicher wissen kann, ob nicht noch manische Episoden folgen werden. Die Wahrscheinlichkeit, dass nach drei unipolar verlaufenen depressiven Episoden eine manische Phase auftritt, liegt zwischen 10 und 30 %. Anhand von intensiv untersuchten Patienten, die nach einer unipolaren Depression eine manische Phase entwickelten, wurden folgende Merkmale, die das Risiko dieses Diagnosewechsels erhöhen, identifiziert: Jüngeres Lebensalter, psychomotorische Retardierung, Schuldgefühle, deutliche familiäre Belastung mit affektiven Erkrankungen, in der Familie kamen bereits Manien vor.

Phasenanzahl: Bipolare Patienten haben (über einen Zeitraum von 30 Jahren) typischerweise ca. sieben bis acht Episoden, unipolare Patienten erleben ca. vier bis fünf Episoden in dieser Zeit. Schätzungen über den Anteil einphasiger Depressionen schwanken stark und stellen eher die Ausnahme dar.

Phasendauer: Nach neueren Arbeiten liegt der Median der Phasendauer bei unipolar depressiven Episoden bei fünf bis sechs Monaten. Intraindividuell ist die Phasendauer bei den Patienten, bei denen keine Chronifizierung eintritt, recht stabil und damit vorhersagbar.

Phasendauer: 6 Monate

Zykluslänge: Die Zykluslänge (depressive Episode und depressionsfreie Phase) lag im Median bei periodisch verlaufenden unipolaren Erkrankungen bei 4,5 bis 5 Jahren. Erkrankungen im höheren Lebensalter führen meist zu abnehmenden Zeiten der Beschwerdefreiheit, d. h. die Zykluslängen werden kürzer.

Prognose: In Bezug auf den Ausgang bzw. die Prognose depressiver Erkrankungen kann aufgrund der sehr heterogenen und methodisch wenig vergleichbaren Befundlage nur grob geschätzt werden, dass etwa die Hälfte bis zwei Drittel der Patienten so weit gebessert werden, dass sie wieder ihre gewohnte Leistungsfähigkeit besitzen und das alte Selbst hervortritt, oft einzelne Beschwerden dennoch weiterbestehen. Entscheidend für die Beurteilung der Heilungs- und Besserungschancen ist die Länge der Katamnese. Eine Phase ohne Rückfälle von zumindest fünf Jahren fand sich bei 42 % der unipolaren Patienten. Übereinstimmend wird für deutlich über 20 % der unipolaren De-

Chronifizierungsrate bei über 20 %

pressionen eine Chronifizierung (Minimaldauer der Beschwerden von zwei Jahren) gefunden. Diese Rate scheint für ältere Personen höher zu sein und auch mit einsetzenden bzw. parallel bestehenden körperlichen Erkrankungen zu korrelieren. Spätremissionen auch bei langen Phasen und solchen in hohem Lebensalter wurden wiederholt gefunden.

In einer großen niederländischen Studie waren nach drei Monaten die Hälfte der depressiven Patienten remittiert. Unter den behandelten Depressionen waren es zwei Drittel (67 %). Bei einem Drittel trat eine partielle Besserung ein. Das Risiko für eine Chronifizierung der Depression lag bei 30 %.

Die Remissionsverläufe bipolarer und unipolarer affektiver Erkrankungen sowie von depressiven Syndromen in der Bevölkerung zeigen, dass innerhalb eines Zeitraumes von sechs Monaten etwa 50 % aller Erkrankungen wieder abgeklungen sind. Ein Jahr nach Erkrankungsbeginn sind zwei Drittel der Depressionen remittiert (vgl. Abbildung 3).

Suizidrisiko bei 15 %

Die Suizidrate wird bei Depressionen auf etwa 15 % geschätzt, liegt also beträchtlich höher als in der Normalbevölkerung und konnte auch durch moderne Behandlungsformen nicht gesenkt werden.

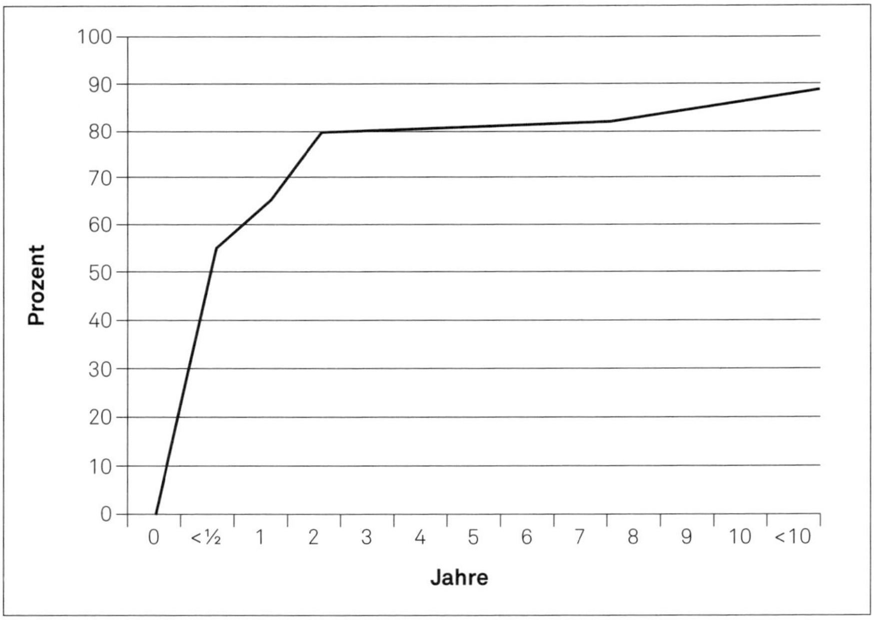

Abbildung 3: Symptomverläufe (% Remission) akuter Depressionen über die Zeit (in Jahren) (nach Boland & Keller, 2002)

Erhöhte Mortalität wegen körperlicher Störungen

Darüber hinaus besteht auch eine gegenüber Nichtdepressiven erhöhte Mortalität wegen körperlichen Störungen, besonders parallel zur Altersdepression. Mehreren prospektiven epidemiologischen Arbeiten zufolge ist das Risiko von Menschen mit einer Depression über einen Zeitraum von fünf Jahren folgende Erkrankungen zu erleiden mindestens um den Faktor 2 erhöht: Arteriosklerotische Herzerkrankungen, vaskuläre Läsionen des Zentralnervensystems, Asthma bronchiale, Heuschnupfen (Allergien), Ulcus pepticum, Diabetes mellitus, Infektionserkrankungen, demenzielle Erkrankungen. Eine Schwächung des Immunsystems wurde auch für Trauernde nachgewiesen und könnte die Assoziation depressiver und körperlicher (psychosomatischer) Erkrankungen erklären.

Ungünstige Prognosefaktoren: Junges Erwachsenenalter, weibliches Geschlecht, frühere depressive Episoden

Prognosefaktoren: Die beste Prognose für den Einzelfall ergibt sich aus dem anamnestisch bekannten Erkrankungsverlauf der betreffenden Person. In einer prospektiven Studie an einer Bevölkerungsstichprobe wurden folgende Variablen, die das Risiko determinieren, in dem Untersuchungszeitraum eine Major Depression zu entwickeln, identifiziert: Junges Erwachsenenalter, weibliches Geschlecht sowie das Vorliegen früherer depressiver Episoden. Die Wahrscheinlichkeit, nach einer Remission erneut eine depressive Episode zu erleiden, wird durch die Anzahl früherer depressiver Phasen, weibliches Geschlecht sowie die residuale depressive Symptomatik bestimmt. Eine Person, die bereits drei depressive Episoden durchlebt hat, trägt ein Risiko von ca. 90 % auf eine vierte depressive Episode.

Merke

Es ist angesichts der interindividuellen Verlaufsvariabilität schwierig abzuschätzen, inwieweit eine *Behandlung* einen prophylaktischen, den Verlauf beeinflussenden Effekt hat. Ohne Zweifel führt eine angemessene Behandlung einer Depression zur rascheren Besserung und deutlich erhöhten Remissionsraten. Nimmt man die Katamneseergebnisse der Antidepressiva-Studien als Standard, so scheinen psychologische Behandlungen, insbesondere kognitiv-verhaltenstherapeutische Verfahren, die Zeiten der Remission gegenüber medikamentös Behandelten zu verlängern (vgl. de Jong-Meyer, Hautzinger, Kühner & Schramm, 2007), also einen günstigen Einfluss auf die Zykluslänge zu nehmen.

1.5 Komorbidität

Hohe Rate an Komorbidität

Depressionen weisen eine hohe Rate an Komorbidität zu anderen psychischen und somatischen Störungen auf. Überlappungen bzw. gleichzeitiges Vorkommen von Depressionen mit Angststörungen (Phobien, Sozialen Ängsten, Panikstörung, Generalisierter Angststörung), Zwängen, Posttraumatischen Belastungsstörungen, Essstörungen, Substanzmissbrauch, Substanzabhängigkeiten, Schlafstörungen, Sexuellen Störungen, Somatoformen Störungen, Psychophysiologischen Störungen, und auch mit psychotischen Störungen, hirnorganischen Störungen, zerebralem Abbau sowie verschiedenen Persönlichkeitsstörungen sind häufig. Bei Depressionen fand sich in einer epidemiologischen Studie bei 77 % der Fälle zumindest eine weitere Diagnose, bei über 25 % sogar mehrere komorbide Störungen. Die häufigsten waren Angststörungen (etwa die Hälfte), substanzinduzierte Abhängigkeiten (etwa ein Drittel) sowie Somatoforme Störungen (etwa ein Drittel). Die Frage, ob bei diesen komorbid vorkommenden Störungen die Depression primär oder erst in der Folge der anderen Erkrankungen auftritt, ist in der Regel kaum zuverlässig zu beantworten.

1.6 Diagnostische Verfahren und Dokumentationshilfen

Reliable und objektive Messinstrumente verfügbar

Zur Störungsdiagnostik, zur Beurteilung des Schweregrads der Störung, zur Dokumentation des Verlaufs bzw. der Veränderungen und zur Diagnostik assoziierter Merkmale stehen zahlreiche reliable und objektive Messinstrumente, strukturierte bzw. standardisierte Interviews, psychologische Tests, Fragebögen und Skalen, Selbst- und Fremdbeurteilungsbögen zur Verfügung (vgl. Hautzinger & Meyer, 2002). Daneben gibt es Problemanalyse-Schemata, Zielskalierungen, Beobachtungsprotokolle und Materialien, die für therapeutische Zwecke entwickelt wurden, die sich jedoch auch als Dokumentationshilfen eignen. Tabelle 4 gibt eine Übersicht über häufig im Rahmen der Depressionsbehandlung eingesetzte diagnostische Verfahren.

Tabelle 4: Auswahl von Instrumenten im Rahmen der Depressionsdiagnostik (genauere Literaturangaben und weitere Instrumente finden sich auch bei Hautzinger & Meyer, 2002)

Interviewverfahren		• Strukturiertes Klinisches Interview für DSM-5-Störungen – Klinische Version (SCID-5-CV) • Diagnostisches Interview bei psychischen Störungen (DIPS) • Diagnostisches Expertensystem für psychische Störungen (DIA-X) • Internationale Diagnosen Checkliste für ICD-10 (IDCL)
Allgemeine Verfahren	Fremdbeurteilung	• Hamilton Depressions Ratingskala (HDRS) • Inventar Depressiver Symptome (IDS/QIDS)
	Selbstbeurteilung	• Beck Depressions-Inventar (BDI-II) • Allgemeine Depressionsskala (ADS) • Symptomcheckliste (SCL-90-R)

Tabelle 4: Fortsetzung

Spezielle Verfahren	Kognitive Ebene	• Skala dysfunktionaler Einstellungen (DAS) • Attributionsfragebogen (ASQ) • Fragebogen zur Kontrollüberzeugung (IPC)
	Motivationale Ebene	• Hoffnungslosigkeitsskala (HS)
	Emotionale Ebene	• Befindlichkeits-Skala, revidierte Fassung (Bf-SR) • Eigenschaftswörterliste (EWL)
	Motorische Ebene	• Tages-/Wochenplan • Verhaltensprobe • Schrittzähler • Aktograph • Verbale Flüssigkeit
	Interaktionale Ebene	• Problemliste (PL) • Partnerschaftsfragebogen (PFB) • Verhaltensbeobachtung
	Somatische Ebene	• Beschwerden-Liste, revidierte Fassung (B-LR) • Elektromyogramm (EMG) • Elektroenzephalogramm (EEG) • Magnetresonanztomographie (MRT) • Cortisolspiegel

1.6.1 Interviews und Diagnose-Checklisten

Einsatz von Interviews als Minimalstandard

In den letzten Jahren wurden halbstandardisierte und standardisierte Interviews entwickelt, die es erlauben, objektiv und reliabel festzustellen, ob die in den Diagnosesystemen definierten Symptome vorhanden sind, um so zu einer Diagnosestellung zu kommen. Bekannte und gebräuchliche Interviews sind: Strukturiertes Klinisches Interview für DSM-5-Störungen – Klinische Version (SCID-5-CV) und Diagnostisches Interview bei psychischen Störungen (DIPS). Die Interviews eignen sich gut für den Einsatz in der klinischen Praxis, da dem Kliniker bei der Durchführung der Interviews ein gewisser Gestaltungs- und Befragungsspielraum bleibt.

Eine vereinfachte, doch methodisch auch weniger anspruchsvolle Möglichkeit bieten die „Internationalen Diagnose-Checklisten“ (IDCL), wie sie von der WHO vorgelegt wurden. Dabei ist ein Kliniker in wenig festgelegter Form angehalten, bezüglich depressiver Störungen Fragen zu beantworten, um dann anhand der Checklisten eine Diagnose im Sinne einer depressiven Episode, einer Dysthymie, einer nicht näher spezifizierten Depression oder einer depressiven Anpassungsstörung zu vergeben (vgl. hierzu auch die Karte „Interview zur Diagnose einer akuten Depression“ am Ende des Buches sowie die Interviewhilfe in Tabelle 5).

Tabelle 5: Interviewhilfe zur Diagnose einer depressiven Episode

Symptome	Merkmale	Beispielfragen
Gedrückte, depressive Stimmung	• Niedergeschlagenheit, Verzweiflung; Gefühllosigkeit gegenüber positiven wie negativen Ereignissen, rasche Irritierbarkeit, Gefühl der Überforderung • Häufig in Kombination mit Angstgefühlen/Zukunftsangst und Unsicherheit • Änderung der Stimmung von Tag zu Tag unabhängig von den Lebensumständen • Charakteristische Tagesschwankungen, z. B. ausgeprägtes „Morgentief“	• Haben Sie sich in den letzten zwei Wochen niedergeschlagen oder traurig gefühlt? • Gab es Zeiten, in denen Ihre Stimmung besser oder schlechter war?
Interessenverlust, Freudlosigkeit	• Kein Interesse und Engagement für Alltagstätigkeiten (Beruf, Haushalt) • Kein Interesse und keine Freude an bisherigen Hobbys und Freizeitaktivitäten • Rückgang des Aktivitätsniveaus	• Haben Sie in der letzten Zeit das Interesse oder die Freude an wichtigen Aktivitäten (Beruf, Hobby, Familie) verloren? • Hatten Sie in den letzten zwei Wochen fast ständig das Gefühl, zu nichts mehr Lust zu haben?
Antriebsmangel, erhöhte Ermüdbarkeit	• Vernachlässigung von und schnelle Erschöpfung durch einfache Alltagsaktivitäten (Haushalt, Körperpflege) • Kein Interesse an sozialen Kontakten • Rückzug	• Haben Sie Ihre Energie verloren? • Fühlen Sie sich ständig müde und abgeschlagen? • Fällt es Ihnen schwer, die Aufgaben des Alltags wie gewohnt zu bewerkstelligen?

Tabelle 5: Fortsetzung

Symptome	Merkmale	Beispielfragen
Verminderte Konzentration und Aufmerksamkeit	• Einschränkung im Denkvermögen • Entscheidungsschwierigkeiten bzw. Entscheidungslosigkeit • Wiederkehrende Grübeleien, Selbstzweifel und Ängste	• Haben Sie Schwierigkeiten, sich zu konzentrieren? • Haben Sie Mühe, die Zeitung zu lesen, fernzusehen oder einem Gespräch zu folgen?
Vermindertes Selbstwertgefühl und Selbstvertrauen	• Verlust des Vertrauens in die eigenen Kompetenzen, z. B. im Beruf, in sozialen Kontakten, in Freizeitaktivitäten oder in der Haushaltsführung	• Leiden Sie an fehlendem Selbstvertrauen und/oder Selbstwertgefühl? • Fühlen Sie sich so selbstsicher wie sonst?
Schuldgefühle	• Selbstvorwürfe • Unrealistische/übertriebene Schuldgefühle im beruflichen oder sozialen Kontext	• Machen Sie sich häufig Selbstvorwürfe? • Fühlen Sie sich häufig schuldig?
Psychomotorische Agitiertheit oder Hemmung	• Innerliche Unruhe, Gefühl des Getriebenseins • Zappeln, Rededrang • Wortkargheit, leise monotone Sprache, langsames Sprechen • Verzögerte Reaktionen, langsame Bewegungen, reduzierte Mimik	• Sind Sie innerlich so unruhig, dass Sie nicht stillsitzen können? • Müssen Sie ständig auf und ab gehen, weil Sie so unruhig sind? • Sprechen oder bewegen Sie sich langsamer also sonst?
Hoffnungslosigkeit	• Unrealistisch pessimistische Zukunftserwartungen inkl. Gesundungsprognose • Allgemein negative Selbst- und Weltsicht und Gefühl der Aussichtslosigkeit	• Sehen Sie die Zukunft schwärzer als sonst? • Haben Sie Pläne für die Zukunft?
Schlafstörungen	• Schlaflosigkeit • Durchschlafstörungen, Früherwachen, auch Einschlafstörungen • seltener Hypersomnie: vermehrter Schlaf tagsüber, verlängerter Nachtschlaf	• Hat sich an Ihrem Schlaf etwas geändert? • Schlafen Sie mehr/weniger als sonst?

Tabelle 5: Fortsetzung

Symptome	Merkmale	Beispielfragen
Appetitstörungen	• Gefühl, sich zum Essen zwingen zu müssen • Erheblicher Gewichtsverlust	• Hatten Sie weniger Appetit in letzter Zeit? • Haben Sie ungewollt abgenommen?
Suizidgedanken/ Suizidhandlungen	• Wunsch, rasch an einer unheilbaren Krankheit oder einem Unfall zu sterben • Mehr oder minder konkrete Überlegungen für aktive Beendigung des eigenen Lebens • Teilweise in Zusammenhang mit Wahnsymptomen und Halluzinationen: z. B. Überzeugung, nur durch den eigenen Tod die Familie retten oder eine große Schuld ausgleichen zu können	• Geht es Ihnen so schlecht, dass Sie über den Tod nachdenken oder daran, dass es besser wäre, tot zu sein? • Hatten oder haben Sie konkrete Pläne, sich etwas anzutun? • Haben Sie versucht, sich etwas anzutun? • Gibt es etwas, was Sie am Leben hält?

Beurteilung von Suizidalität

Die Abschätzung von *Suizidalität* ist bei Depressionen ein häufiges und ständiges Thema. Es sollte immer und falls nötig in jeder Sitzung direkt angesprochen werden. Zur Abschätzung des Suizidrisikos sollten die Risikofaktoren, wie z. B. ständige Suizidideen, Hoffnungslosigkeit, soziale Entwurzelung und Suizidversuche in der Vorgeschichte (vgl. Karte „Indikatoren für akute Suizidalität" am Ende des Buches), bekannt sein und beurteilt werden. Bei akuter Suizidalität sind entsprechende Maßnahmen, wie z. B. stationäre Unterbringung, antidepressive Medikation (Dosissteigerung, Ergänzungen), häufige (u. U. tägliche bzw. mehrmals tägliche) Kontakte (persönlich, telefonisch, elektronisch), angezeigt (vgl. Kapitel 4.6).

Beispielfragen zur Erfassung von Suizidalität

- Haben Sie schon einmal versucht, sich selbst etwas anzutun?
- Haben Sie schon einmal darüber nachgedacht, wie, wo und wann Sie sich selbst töten können?
- Für wie wahrscheinlich halten Sie es, dass Sie sich in nächster Zeit tatsächlich das Leben nehmen?
- Gibt es Dinge in Ihrem Leben, die Sie davon abhalten, sich selbst etwas anzutun?

1.6.2 Selbst- und Fremdbeurteilungsbögen

Eine Reihe gut validierter Selbst- und Fremdbeobachtungsskalen erlauben die Bestimmung des Schweregrades der Depressivität, der Messung von Veränderungen während der Behandlung und von Schwankungen der Befindlichkeit und depressiver Beschwerden (z. B. Beck Depressions-Inventar, Allgemeine Depressionsskala, Hamilton Depressions-Skala, Inventar Depressiver Symptome). Es gibt darüber hinaus für alle in der Tabelle 4 (vgl. Seite 22f.) aufgeführten Symptombereiche Messinstrumente.

Erfolgsbeurteilung durch BDI und HAMD

Erfolgsbeurteilung: Die international gebräuchlichsten Skalen zur Messung der Schwere einer Depression sind das Beck Depressions-Inventar (BDI-II; Hautzinger, Keller & Kühner, 2023) und die Hamilton Depressions-Ratingskala (HDRS; Hautzinger & Meyer, 2002). Beide Instrumente werden sinnvollerweise vor Beginn und am Ende einer Behandlung zur vergleichenden Einschätzung eingesetzt.

Im BDI-II und in der HDRS sind Werte unter 10 Punkten als klinisch unauffällig zu beurteilen, während Werte ab 18 Punkte klinisch bedeutsam sind. Der Zwischenbereich (10 bis 18 Punkte) stellt einen Übergangsbereich dar, der auf depressive Beeinträchtigungen leichteren bzw. mittleren Ausmaßes hindeutet. Die Mehrzahl depressiver Patienten erzielt vor einer Behandlung BDI-Werte zwischen 20 und 40 Punkten. Am Ende einer erfolgreichen Behandlung (Remission) sollten BDI-Werte von (deutlich) unter 10 Punkten erzielt werden.

Verlaufsbeurteilung mittels ADS und QIDS-C

Verlaufsbeurteilung: Dafür haben sich die Allgemeine Depressionsskala (ADS; Hautzinger, Hofmeister & Keller, 2023) als Selbstbeurteilungsinstrument und das Inventar Depressiver Symptome (IDS/QIDS-C; Rush et al., 2003) als Fremdbeurteilungsinstrument bewährt. Beide Verfahren lassen sich gut wöchentlich oder monatlich während einer Behandlungsphase, doch auch bei größeren zeitlichen Abständen zur Verlaufsbeurteilung einsetzen. Insbesondere die ADS ist ein gut akzeptiertes, rasch beantwortetes Maß für die Schwere der depressiven Symptomatik, das sogar in einer auf 15 Items verkürzten Version vorliegt und problemlos über viele Wochen bei allen Altersgruppen anwendbar ist.

Die ADS kann auch als Screening-Instrument für mögliche depressive Störungen verwendet werden. Der depressive Wertebereich der ADS beginnt bei 18 Punkten. Gesunde Personen erzielen Werte bis maximal 12 Punkte.

Das QIDS-C (vgl. Anhang, Seite 104ff.) ist an Symptombeschreibungen der Klassifikationssysteme (ICD, DSM) einer akuten Depression orientiert und kann sogar als Leitfaden bei der Diagnosestellung herangezogen werden. Als Fremdbeurteilungsmaß sind Werte ab 10 Punkten klinisch auffällig, wobei depressive Patienten meist Werte über 15 Punkte erzielen. Der unauffällige Wertebereich reicht bis zu 6 Punkten. Durch die zunehmende Verbreitung

(z. B. in mehreren multizentrischen Studien) ersetzt das QIDS-C zunehmend die HDRS als Fremdbeurteilungsmaß der Schwere einer Depression.

Depressionstest für Kinder verfügbar

Kindesalter: Für Kinder und Jugendliche (bis 16 Jahre) sind zwei Selbstbeurteilungsinstrumente zur Beurteilung der Schwere einer depressiven Symptomatik oder als Screening-Instrument entwickelt worden. Zum einen handelt es sich um eine Adaptation des BDI, das „Children Depression Inventory (CDI)“, welches im deutschen Sprachraum als „Depressionsinventar für Kinder und Jugendliche (DIKJ)“ verfügbar ist. Zum anderen gibt es den „Depressionstest für Kinder (DTK)“, der sprachlich und formal günstig gestaltet ist, von jungen Patienten gut angenommen wird und für den Erfahrungen ab dem 8. Lebensjahr existieren sowie Vergleichswerte verschiedener Stichproben vorliegen.

Höheres Lebensalter: Problemlos lassen sich BDI-II, ADS und QIDS-C auch bei Patienten im höheren Lebensalter anwenden. Speziell für ältere Patienten wurde zudem die „Geriatrische Depressionsskala (GDS)“ entwickelt.

1.6.3 Problemanalyse

Problemanalyse wichtige therapiebezogene Diagnostik

Für die Planung einer Psychotherapie bei Depressionen ist eine hypothesenorientierte Problemanalyse jenseits der Diagnose eines depressiven Syndroms bzw. der psychometrischen Evaluation ein wichtiger und behandlungsrelevanter Zugang zur Erkrankung eines Patienten. Für die Entscheidung, ob und wenn ja, welche psychologischen Interventionen sinnvoll sind, ist ein verhaltens- und problemanalytisches Herangehen notwendig. Damit werden funktionale Bedingungsgefüge herausgearbeitet, die eine Therapiezielbestimmung und Behandlungsplanung erlauben (Ubben, 2017).

Merke

Psychotherapie bei Depressionen erfordert eine hypothesenorientierte Problemanalyse jenseits der (kategorialen) Diagnose einer akuten Depression bzw. der psychometrischen Evaluation. Die Indikation zur und zu welcher psychologischen Intervention gelingt nur auf der Grundlage des verhaltens- und problemanalytischen Herangehens.

Die Informationserhebung richtet sich auf zumindest fünf Problembereiche:

- Analyse des aktuellen Verhaltens und von Handlungsabläufen, der Tages- und Wochenstruktur, Belastungen und Entlastungen, Verhaltensexzesse, Verhaltensdefizite, des angemessenen bzw. unproblematischen Verhaltens und der Ressourcen.
- Analyse problematischer (Alltags-)Situationen auf horizontaler und vertikaler Ebene.

- Motivationsanalyse einschließlich persönlicher Erklärungskonzepte und Hilfserwartungen.
- Analyse bisheriger Selbstmanagementversuche einschließlich bisheriger Behandlungs- und Bewältigungsversuche.
- Analyse der sozialen, familiären, partnerschaftlichen, doch auch kulturellen und physikalischen Umwelt- und Rahmenbedingungen sowie der möglichen Funktionalität depressiven Verhaltens.

Problembereiche herausarbeiten, hierarchisieren

Aufgabe dieser Analyse ist es, zentrale Problembereiche („Schlüsselprobleme") und deren Bedingungsgefüge herauszuarbeiten, zu hierarchisieren und einer Ziel- bzw. Therapieplanung zuzuführen. Leitgedanken einer Psychotherapie affektiver Störungen ist nicht „die Depression" zu behandeln, sondern Probleme, die depressive Patienten haben, zu erkennen, zu analysieren, Ziele zu formulieren, Alternativen zu erarbeiten und die Probleme in Kooperation mit dem Patienten schließlich einer Lösung zuzuführen. Die Überwindung von Defiziten, die Ressourcenorientierung, die Bewältigung zentraler Problembereiche entlastet, schafft Struktur, baut Hoffnung auf, aktiviert und macht für weitere Veränderungen zugänglich. Psychotherapie bewirkt über diese problembewältigenden Mechanismen die gut belegten antidepressiven Effekte.

Zielerreichung skalieren

Zielerreichungsskalierung. Zur Präzisierung angestrebter Veränderungen ist eine Zielerreichungsskalierung (vgl. Vorlage im Anhang, Seite 109) hilfreich. Dabei werden die Ziele für verschiedene Bereiche in Teilziele zerlegt, einer realistischen Zeitvorgabe für die Zielerreichung unterworfen, das therapeutische Vorgehen konkretisiert und verständlich gemacht sowie die Therapiemotivation erhöht. Durch diese Zielerreichungsskalierung kann auf sehr individueller Ebene außerdem der Therapiefortschritt dokumentiert und evaluiert werden.

Fallbeispiel: 29-jährige Patientin (Forts.)

Horizontale und vertikale Problemanalyse

Für die Patientin, die bereits auf Seite 1f. vorgestellt wurde, die nach einem Suizidversuch im Rahmen einer akuten Depression untersucht wurde (Diagnose: 6A70.3; BDI: 36 Punkte; QIDS-C: 21 Punkte), ergab sich, dass die depressive Verstimmung, die Antriebslosigkeit, die vegetativen Beschwerden und die Perspektivlosigkeit (Hoffnungslosigkeit) vor dem Hintergrund dysfunktionaler Kognitionen, der Verarmung des sozialen Umfelds und der Entwurzelung aus dem sozialen und kulturellen Umfeld verstehbar wurden und sich beispielhaft auf der horizontalen (vgl. Abbildung 4) bzw. der vertikalen (vgl. Abbildung 5) Ebene darstellen ließen.

Bedingungshypothesen: Der depressiv-hoffnungslose Zustand dieser Patientin ließ sich gut durch die Hypothesen des Verstärkerverlusts (vgl. Kapitel 2.3) und der negativen automatischen Gedanken bzw. ungünstiger Attributionsmuster und dysfunktionaler Überzeugungen (vgl. Kapitel 2.4 und 2.5) erklären. Defizite bei den Problemlösefertigkeiten und interpersonellen Ressourcen spielten keine Rolle. Problematisch wurde es immer dann, wenn es um enge, intime Sozialbeziehungen ging, denn da wirkten ihre Überzeugungen, Annahmen, Werthaltungen blockierend, weniger ihre Unfähigkeit auf der Verhaltensebene (vgl. Abbildung 5).

Zielklärung: Therapieziele waren zunächst die Entlastung und Bewältigung der akuten depressiven Symptomatik, eine bessere Tagesstrukturierung und der Aufbau positiv verstärkender Aktivitäten. Danach die Bearbeitung der Schuld- und Schande-Kognitionen in Bezug auf das eigene Verhalten und bezüglich der Familie, Wiederannäherung an ihre Familie, das Erlernen eines positiveren Umgangs mit sich selbst, Erkennen von Stärken, Zulassen-Können von Schwächen und Fehlern, die Stärkung der Selbstständigkeit und Unabhängigkeit und der Aufbau von Sozialkontakten. Weiterhin die Gestaltung des Alltags unter den Bedingungen des Alleinlebens, der Wiedereinstieg in den Arbeitsprozess sowie die Bewältigung der Fragen von Vorgesetzten und Kollegen. In der Endphase dann die Bearbeitung der interpersonellen Abhängigkeit (sym-

Stimulus	Hintergrund Variable	Problemverhalten	Konsequenzen
S extern z. B. sieht ein Paar **S intern** Gedanke: „Wie schön wäre es, mit G ..."	vegetative Labilität durch mangelnden Schlaf und mangelhafte Ernährung	**R kogn.:** „Ich weiß nicht, wie ich ohne ihn leben soll", „Ich kann niemandem mehr trauen", „Ich kann nicht weiterleben" usw. **R phys.:** Herzklopfen, Zittern **R emot.:** Angst, Verzweiflung, Traurigkeit **R mot.:** raucht eine Zigarette nach der anderen	**C– (kurz):** isst nicht und schläft nicht **C– (kurz):** Verstärkerverlust durch soziale Isolation und Mangel an Aktivitäten **C+ (kurz):** Zuwendung durch besorgte Ärzte und Pflegepersonal **C≁ (kurz):** Ablenkung durch Aufmerksamkeitsumzentrierung weg von der Trennung auf den eigenen (körperlichen) Zustand **C– (lang):** Der Verlust wird nicht verarbeitet **C– (lang):** permanente Angespanntheit **C– (lang):** Vermeidung

Abbildung 4: Horizontale Problemanalyse (Verhalten in Situationen)

biotische Tendenzen, Selbstaufgabe), insbesondere bei engen Beziehungen sowie schließlich die Erarbeitung alternativer Denk- und Handlungsweisen.

Therapieplanung: Der Behandlungsplan sah die Verwendung von Tagesprotokollen, Aktivitätsplanungen, eine Liste angenehmer Aktivitäten, die Selbstbeobachtung von Befinden und Aktivitäten, den Aufbau (neuer) sozialer Kontakte, Rollenspiele zum (abgrenzenden) Umgang mit der eigenen Familie und engen Sozialpartnern, ein Tagesprotokoll negativer Gedanken, die Bearbeitung negativer Kognitionen mittels sokratischer Gesprächsführung, die Evidenzüberprüfung von Überzeugungen sowie das Finden von Alternativen und Realitätstesten vor (vgl. Kapitel 4.5).

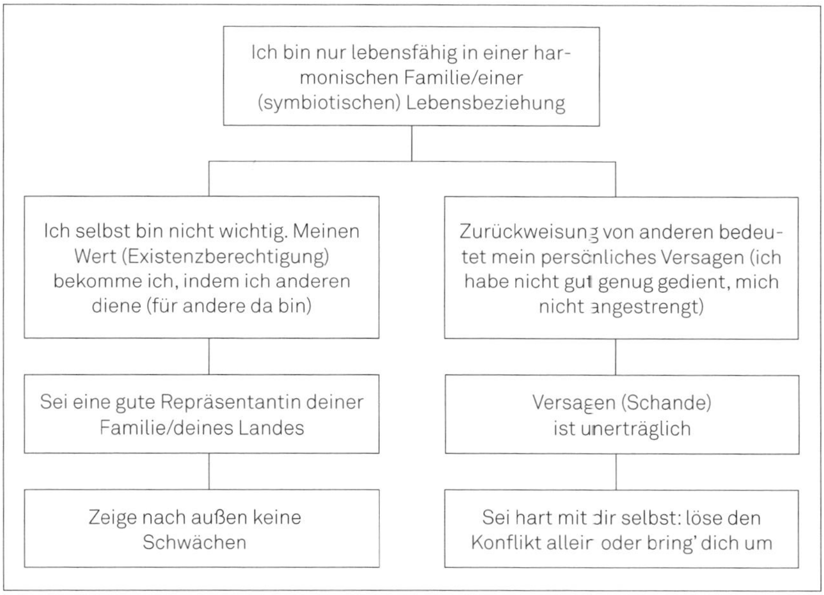

Abbildung 5: Vertikale Problemanalyse (Plananalyse)

2 Störungswissen und Erklärungsmodelle

Multifaktorielle Störungstheorien

Entstehungshypothesen depressiver Störungen lassen sich vereinfacht biologischen und psychologischen Modellvorstellungen zuordnen. Keiner dieser Erklärungsansätze kann für sich in Anspruch nehmen, überzeugend kausale Aussagen zu treffen. Es ist angesichts der Heterogenität der affektiven Syndrome vermutlich auch unwahrscheinlich, dass ein Faktor allein für die Entstehung einer akuten Depression verantwortlich ist. Die Klärung der Frage, welche Faktoren unter welchen Randbedingungen bei welcher Form affektiver Störungen zu welchem Anteil ursächlich wirken ist Gegenstand ungebrochener Forschungsaktivitäten, wenngleich in zunehmendem Maße integrative bzw. multifaktorielle Störungstheorien an Bedeutung gewinnen und damit die Grundlage für eine fruchtbare Kooperation liefern.

Im Folgenden sollen zunächst verschiedene Erklärungsmodelle, die für die Klinik und die Behandlung akuter Depressionen relevant sind, dargestellt werden. Damit sollen dem Praktiker Hilfen gegeben werden, wie die Störung eines individuellen Patienten „zu erklären" ist und nach welchen „Entstehungs-, Aufrechterhaltungsfaktoren" (funktionales Bedingungsgefüge) im Einzelfall zu suchen ist. Dabei stellen die Erklärungsmodelle unterschiedliche, zum Teil sich widersprechende, in der Regel jedoch sich ergänzende Blickwinkel hinsichtlich einer depressiven Störung eines Patienten dar, woraus sich Perspektiven für die Problemanalyse und vor allem für die Behandlung ergeben (für ausführlichere Darstellungen zu den verschiedenen Erklärungskonzepten vgl. Adli & Hautzinger, 2022; Gotlib & Hammen, 2002).

2.1 Lebensereignisse und soziale Einflussfaktoren

Zahlreiche Befunde zum Einfluss von Lebensereignissen und sozialen Belastungen auf depressive Störungen zeigen übereinstimmend, dass vor Ausbruch einer Depression gehäuft negative Ereignisse und/oder belastende chronische Schwierigkeiten nachweisbar sind. Bemühungen, diesen ätiologisch relevanten Effekt zu quantifizieren, haben zu verschiedenen Vorschlägen geführt. Einige Autoren haben relative Risikoerhöhungen in den Monaten nach einem kritischen Ereignis berechnet und fanden, dass während eines halben Jahres nach einem stressreichen Ereignis das Depressionsrisiko sechsfach erhöht ist.

Eine prospektive Untersuchung an einer Bevölkerungsstichprobe ging der Frage nach, welche Rolle Lebensereignisse bei der Entwicklung depressiver Störungen spielen. Sowohl die Gesamtmenge an Lebensereignissen als auch die Anzahl unabhängiger kritischer Ereignisse zeigten eine enge kausale Beziehung zum Depressionsbeginn. Vor allem im Monat vor dem Krankheitsausbruch war bei den Depressiven im Vergleich zu einer Kontrollgruppe eine um das Dreifache erhöhte Rate negativer Lebensereignisse und Alltagsbelastungen nachzuweisen.

Enge kausale Beziehung zum Depressionsbeginn bei Anfälligkeit (Vulnerabilität) für Depression

Es ist anzunehmen, dass Lebensereignisse als „auslösende Faktoren" eine akute depressive Episode anstoßen können. Voraussetzung dafür ist eine Anfälligkeit (Verletzlichkeit bzw. Vulnerabilität) für Depression. Die auslösenden oder provozierenden Faktoren bestimmen, wann eine Depression auftritt, die Vulnerabilitätsfaktoren bestimmen, ob diese Ereignisse depressive Wirkung entfalten können. Es ist denkbar, dass zusätzlich symptomformende Faktoren die Schwere und den Ausprägungsgrad einer Depression determinieren. Neben aversiven Lebensereignissen sind vor allem chronische Lebensschwierigkeiten und ungünstige soziale Lebensbedingungen, speziell die Zugehörigkeit zur sozial benachteiligten Schicht, immer wieder bestätigt worden.

Als depressogene Vulnerabilitätsfaktoren wurden gefunden: Zugehörigkeit zur unteren sozialen Schicht, Komplexität und Reizfülle der Umwelt (Industrialisierung), weibliches Geschlecht, Mangel an einer intimen, emotional positiven und unterstützenden Sozialbeziehung, mehrere kleine Kinder im Haushalt, Ressourcen- und Fertigkeitendefizite, Verlust der Mutter durch Tod in der eigenen Kindheit, keine Berufstätigkeit, geringes Selbstwertgefühl. Als wichtigste Größe unter diesen Vulnerabilitätsfaktoren wird die Zugehörigkeit zum weiblichen Geschlecht und die mangelnde unterstützende Sozialbeziehung (Partnerschaft) angesehen, während niedriges Selbstwertgefühl eher als Folge der ungünstigen Vulnerabilitätsfaktoren anzusehen ist, was dann jedoch die Bewältigung aversiver Lebensereignisse erschwert.

Symptomformende und moderierende Einflüsse

Symptomformende Faktoren sind die Art des frühen Verlusterlebnisses (Verlust eines Elternteils durch Tod hat viel gravierendere Auswirkungen), das

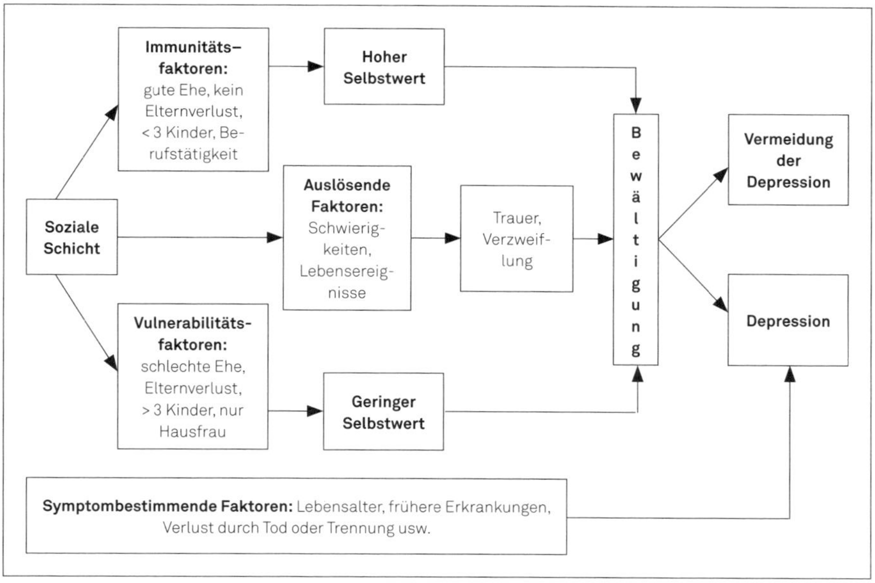

Abbildung 6: Zusammenhang von aversiven Lebensbedingungen, belastenden Lebensereignissen sowie Einflussfaktoren des Gelingens bzw. Misslingens der Bewältigung (nach Brown & Harris, 1978)

Lebensalter bei der Traumatisierung (je früher desto ungünstiger) und die Anzahl früherer depressiver Episoden.

Als Mechanismen zum Verständnis des Einflusses von Stress auf den Organismus werden diskutiert:
- fehlende Bewältigungs- und Regulationsfertigkeiten,
- erhöhte Sensitivität des vegetativen Nervensystems,
- starke Reagibilität des endokrinen Systems,
- genetisch bedingte Anfälligkeit,
- Störungen der Emotionsregulation,
- Persönlichkeitsfaktoren und dysfunktionale Verarbeitungsmuster.

Ein Viertel der depressiven Patienten werden ohne auslösendes Lebensereignis klinisch auffällig

Es gilt jedoch zu bedenken, dass ca. ein Viertel der depressiven Patienten ohne auslösendes Lebensereignis klinisch auffällig wird. Dies erfordert die zusätzliche Annahme einer „Empfänglichkeit" (Susceptibility), worunter sich die latente (biologisch determinierte) Bereitschaft einer Person ausdrückt, aufgrund eines minimalen Anstoßes bzw. von internen Veränderungen eine Depression zu entwickeln.

2.2 Aspekte der Persönlichkeit

In einer Längsschnittstudie an tausenden jungen Erwachsenen fand sich über den insgesamt 12-jährigen Untersuchungszeitraum, dass die später an einer Depression erkrankten Personen prämorbid emotional impulsiver (aggressiver) und labiler (ängstlicher, neurotischer) waren. Bei 30- bis 40-Jährigen, die über sechs 6 Jahre untersucht wurden, zeigte sich, dass erhöhte Neurotizismuswerte, emotionale Instabilität und interpersonelle Abhängigkeit für das Auftreten depressiver Störungen einen hohen und zuverlässigen Vorhersagewert hatten.

Bereits die Charakterisierung von dreijährigen Kindern als sozial zurückhaltend, gehemmt, scheu, leicht verunsichert erlaubte die Vorsage der Entwicklung einer Depression bis zum 21. Lebensjahr. Dabei waren diese Persönlichkeitszüge spezifisch für Depression und nicht relevant für Angststörungen oder Substanzmissbrauch.

Interpersonelle Dependenz, Soziotropie, Anankastischer Perfektionismus, Neurotizismus

Soziale Abhängigkeit, auch als Interpersonelle Dependenz bezeichnet, gilt neben den Aspekten des anankastischen Perfektionismus und Neurotizismus als zentrales Persönlichkeitsmerkmal für Depression. Interpersonelle Dependenz meint ein starkes Bedürfnis nach Verstandenwerden, nach emotionaler Unterstützung und Hilfe durch andere, ebenso das Aufsuchen von engen Bindungen und Intimität sowie erhöhte Angst vor Zurückweisung, Trennung und Verlust im zwischenmenschlichen Bereich.

Bei Untersuchungen an ehemals depressiven Patienten und klinisch unauffälligen Personen konnte gezeigt werden, dass bei den remittierten depressiven Personen die Persönlichkeitsvariablen Introversion, emotionale Labilität (Neurotizismus), Lageorientierung und Pessimismus depressive und ängstliche Symptome sowie kognitive Parameter (Attributionsstil) direkt beeinflussen.

Meist wird der „soziotropen“ Depressionspersönlichkeit ein anderes, zweites Persönlichkeitsmuster gegenübergestellt: Autonomie, Unabhängigkeit, Leistungsstreben und Kontrollbedürfnis. Diese „autonomen“ Personen fühlen sich dann bedroht, wenn im Leistungsbereich Misserfolge oder Nichtzielerreichung eintreten. Nichtkontrolle und Misserfolge führen bei ihnen zunächst zu Reaktanz und Aggression, schlagen dann jedoch in Resignation und Depression um.

2.3 Mangel an positiver Verstärkung und negative Interaktionen

Verstärkerverlust und Löschungsbedingungen

Es ist unmittelbar einsichtig, dass der Verlust von zentralen, einer Person wichtigen Verstärkern (z. B. geliebte Personen, Tätigkeiten usw.) auf das Gemüt drückt und die Stimmung verschlechtert. Diese Beobachtung führte zu der „Verstärkerverlust-Hypothese“ akuter Depression. Zahlreiche Studien konnten inzwischen belegen, dass eine geringe Rate positiver Verstärkung depressionsauslösend wirkt. Dieser Verstärkerverlust-Hypothese nach kann man akut Depressive als Menschen sehen, die sich unter „Löschungsbedingungen“ befinden (vgl. dazu das Fallbeispiel auf Seite 1f. und 29f.).

Die Menge an positiver Verstärkung hängt von drei Einflussgrößen ab: (a) Von der Anzahl der potenziell verstärkenden Ereignisse (hier spielen die persönliche Geschichte, die sozialen Rahmenbedingungen, das Alter, das Geschlecht usw. eine Rolle), (b) von der Menge der zu einem bestimmten Zeitpunkt unter definierten Bedingungen verfügbaren bzw. erreichbaren Verstärkern, (c) vom instrumentellen Verhaltensrepertoire (Kompetenz) einer Person, um sich so verhalten zu können, dass Verstärkung erfolgt bzw. zugänglich wird (vgl. Abbildung 7).

Das auf diese Weise entstehende depressive Verhalten wird zumindest kurzfristig durch soziale Zuwendung aufrechterhalten und gestärkt. Dieser kurzfristigen positiven Wirkung (im Sinne einer negativen Verstärkung durch Wegfall unangenehmer Bedingungen) steht jedoch die längerfristig aversive Erfahrung der durch das depressive Verhalten belasteten Sozialbeziehungen der weiteren Reduktion positiver Verstärkung gegenüber. Depressives Verhalten wirkt bei wiederholter Erfahrung aversiv und lässt Sozialpartner sich zu-

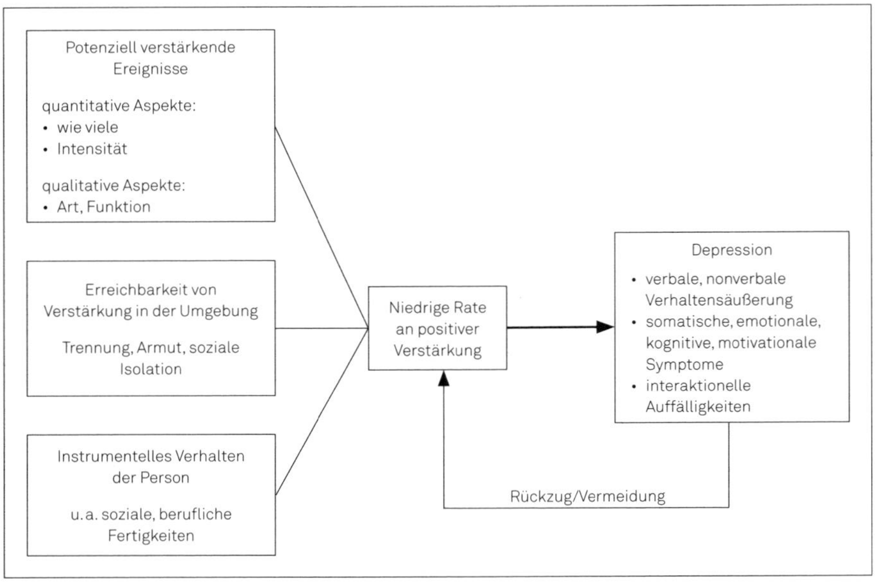

Abbildung 7: Verstärkerverlust-Modell der Depression

rückziehen und den Kontakt zum Depressiven meiden. Damit tragen die Depressiven selbst dazu bei, dass das Ausmaß an positiver Verstärkung abnimmt.

Mangel an alternativen interaktionellen Verhaltensweisen

In Ermangelung alternativer interaktioneller Verhaltensweisen greift der Depressive meist weiterhin zu seinen appellativen, depressiven Mustern, was nur zur Verschlimmerung der Bedingungen beiträgt und die oft beobachtete Feindseligkeit und Negativität in depressiven Sozialbeziehungen verständlich macht. Da vor allem in längerfristigen Sozialbeziehungen ein Ausweichen bzw. Flüchten durch die schlechte Verfassung des Depressiven nicht oder nur auf die Gefahr einer weiteren Verschlechterung (bis hin zur Suizidalität) möglich ist, entsteht eine Art „Zwangsmechanismus", dem die beteiligten Sozialpartner kaum entrinnen können (Hautzinger, Linden & Hoffman, 1982).

Zu diesen Überlegungen wurden viele Untersuchungen vorgelegt, die dahingehend übereinstimmen, dass die Rate an Verstärkung bei depressiven Patienten geringer ist als bei nicht depressiven Kontrollpersonen, und dass mit klinischer Besserung die Rate der positiven Verstärkung zunimmt. Wiederholte Bestätigung erfuhren die Überlegungen zu den Auswirkungen depressiven Verhaltens auf die soziale Umwelt und die Familie bzw. Partner. Depressive lösen bei den Interaktionspartnern negatives Befinden, Abwehr, Ablehnung und Vermeidung aus. Die partnerschaftlichen Interaktionsmuster sind oft vorwurfsvoll, negativ, feindselig, wenig positiv und zeigen ungünstig lange Sequenzen derartig negativer („coercive") Interaktionen.

2.4 Nichtkontrolle und erlernte Hilflosigkeit

Tier- und humanexperimentelle Studien haben wiederholt gezeigt, dass die Erfahrung von Kontrollverlust und Nichtkontrolle über unangenehme Bedingungen zu Verunsicherung, Angst, Rückzug, Passivität, Aufgeben und Störung des Neulernens führen. Daraus wurde dann die Hilflosigkeitshypothese der Depression entwickelt. Erfährt eine Person Nichtkontrolle über aversive, persönlich wichtige Lebens- und Umgebungsbedingungen, dann entwickeln sich jedoch nicht nur Passivität, Apathie und Resignation, sondern auch Appetit- und Gewichtsverlust, erhöhte Latenz willentlicher Reaktionen, hormonelle und endokrine Störungen, immunologische Defekte, vegetative Beschwerden. Es konnte gezeigt werden, dass Nichtkontrollerfahrung zu einer „Einstellung" der persönlichen Hilflosigkeit führt und darin die entscheidende, auf andere Bereiche sich ausweitende (kognitive) Störung einer akuten Depression liegt.

Nichtkontrolle führt zu Passivität, Apathie, Resignation

Depression wird danach durch eine vorausgehende Erfahrung der Nichtkontrolle über subjektiv bedeutsame Ereignisse und die sich daraus entwickelnde Erwartung auch zukünftig ohne Kontrolle, d.h. hilflos zu sein, bedingt. Entscheidend ist die subjektiv-kognitive Variable der Erwartung, hilflos zu sein, selbst wenn objektiv in einer neuen Situation Kontrolle besteht. Die erlernte Erfahrung wird auf andere, zukünftige Situationen generalisiert. Die Erfahrung von Misserfolg und Nichtkontrolle führt dazu, dass Personen nach dem Grund dieser Hilflosigkeit fragen. Diese Art der Ursachenzuschreibung (Kausalattribution) bestimmt nun die weitere Entwicklung, die Stabilität und Universalität der emotionalen, motivationalen, motorischen, vegetativen und kognitiven Veränderungen. Es ist also nicht einfach die mangelnde Kontrolle, sondern der subjektive Prozess kognitiver Verarbeitung, der dem zu kontrollierenden Ereignis Bedeutung beimisst und der das Misslingen der Kontrolle der eigenen Person zuschreibt. Die Ursachenzuschreibung wird auf drei Dimensionen vorgenommen: internal-external, stabil-variabel, global-spezifisch.

Entscheidend ist die Erwartung, hilflos zu sein

Depression ist also das Resultat der Erfahrung der Nichtkontrolle über subjektiv bedeutsame Bedingungen. Diese Erfahrungen werden durch die Kausalattribuierung internaler, stabiler und globaler Faktoren verarbeitet, was zu einer Misserfolgserwartung hinsichtlich zukünftiger Ereignisse führt und damit zusätzlich zur Verschlechterung und zur Verfestigung des depressiven Befindens beiträgt. Abbildung 8 fasst diese Formulierungen zusammen und macht die entscheidende Rolle der Kausalattributionsmuster deutlich.

Misserfolge internal, stabil, global verarbeitet

In einer Reformulierung des Hilflosigkeitsmodells wird der Geltungsbereich dieses Erklärungsansatzes auf sogenannte *Hoffnungslosigkeitsdepressionen* eingegrenzt. Dabei wird angenommen, dass es akute Depressionen gibt, die auf der Symptomebene von anderen depressiven Erkrankungen nicht unterscheidbar sind, jedoch in ihren Entstehungsbedingungen dem zuvor postulierten Weg folgen und durch negative Attributionsmuster ein Zustand der Hoffnungslosig-

Hoffnungslosigkeitsdepression

keit entsteht, der in Verbindung mit weiteren ungünstigen Einflüssen (z. B. Fehlen sozialer Unterstützung) dann in eine (ängstliche) Depression münden kann.

Hoffnungslosigkeit ist durch die Erwartung gekennzeichnet, dass wünschenswerte Ereignisse nicht eintreten oder unerwünschte eintreten werden und die Person keine Möglichkeit sieht, diese Situation zu verändern. Es wird postuliert, dass es neben den oben genannten depressogenen Attributionsmustern auch durch ein geringes bzw. instabiles Selbstwertsystem zu akuten depressiven Zuständen kommen kann.

Die Erwartung von Hilflosigkeit führt zu Angst und erst wenn die Erwartung zur Gewissheit wird, folgt ein Zustand mit Anteilen von Angst und Depression. Treten die befürchteten negativen Ereignisse tatsächlich ein, dann entsteht Hoffnungslosigkeit und Depression.

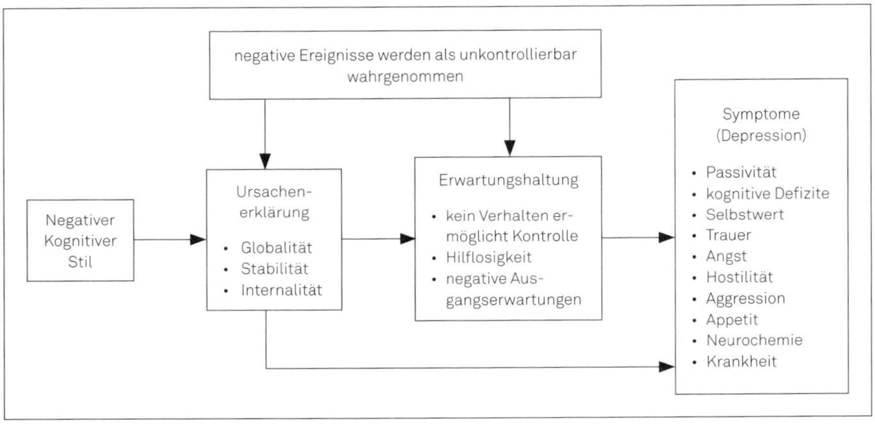

Abbildung 8: Modell der erlernten Hilflosigkeit

2.5 Dysfunktionale kognitive Schemata

Basis einer Depression: dysfunktionale kognitive Schemata

Die Basis einer akuten Depression bildet eine kognitive Störung, die infolge früherer belastender, ungünstiger Erfahrungen (Traumatisierung, Verluste) und Lernprozesse entstanden ist. Das Hauptmerkmal derartiger depressogener kognitiver Prozesse und Strukturen ist, dass sie die Realität in unterschiedlichem Grad verzerren. *Inhaltlich* lassen sich bei Depressiven eine negative Sicht der Welt, der eigenen Person und der Zukunft festmachen. Typische kognitive Verzerrungen sind: Willkürliche Schlussfolgerung, selektive Abstraktionen, Personalisieren, Übergeneralisieren, Magnifizieren negativer Erfahrungen, Minimieren positiver, erfolgreicher Erfahrungen, moralisch-absolutistisches Denken und ungenaues Benennen. *Formal* sind die Kognitionen von unfreiwilliger, automatischer, perseverierender, plausibel erscheinender Art. Informationstheoretisch sind sie als Schemata recht stabile, überdauernde Muster der selektiven Wahrnehmung, Kodierung und Bewertung von Reizen.

Diese Schemata entstehen durch belastende Erfahrungen des Sozialisationsprozesses, aktuelle stressreiche oder traumatische Erfahrungen oder durch die Akkumulation subtraumatischer, negativer Erfahrungen. Mit dem Entstehen der depressiven Schemata setzt ein zirkuläres Feedbackmodell ein, wodurch es zur Verfestigung, Vertiefung und Aufrechterhaltung der Depression und der damit kausal verknüpften Kognition kommt (vgl. Abbildung 9).

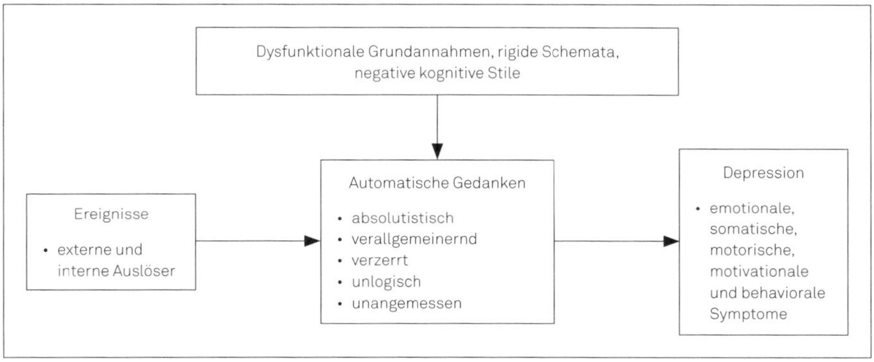

Abbildung 9: Depressionsmodell dysfunktionaler Schemata und Verarbeitung

Verarbeiten: eindimensional, einseitig, absolutistisch, global, invariant, Erstellung von Charakterdiagnosen

Das Denken akut Depressiver lässt sich beschreiben als einseitig negativ, eindimensional, moralisch, absolutistisch, global, invariant, es werden Charakterdiagnosen erstellt, undifferenziert und irreversibel. Demgegenüber ist nicht depressives Denken als reflektiert, multidimensional, relativierend, nicht wertend, spezifisch, konkret, am Verhalten orientiert, variabel, reversibel und differenziert gekennzeichnet.

Kognitive Prozesse sind hoch überlernt und zunächst schwer wahrnehmbar

Für das Arbeiten mit Patienten ist es hilfreich, automatische Gedanken und Grundüberzeugungen zu unterscheiden. „Automatische Gedanken" sind situationsnahe, in Verbindung mit einer konkreten Erfahrung rasch, unmittelbar ausgelöste kognitive Verarbeitungen, die emotionale Erfahrungen in einem konkreten Zusammenhang bedingen. Diese automatisierten kognitiven Verarbeitungen sind durch vielfältige Erfahrungen und zahlreiche Anwendungen hoch überlernt, zunächst schwer wahrnehmbar, doch dem Bewusstsein in Verbindung mit konkreten Situationen leicht zugänglich.

Grundüberzeugungen sind generelle, situationsübergreifende Verarbeitungsprinzipien

Hinter automatischen Gedanken auf einer hierarchisch höheren Ebene werden „Grundüberzeugungen" erkennbar, die auch als Werthaltungen, Überzeugungen, Oberpläne, Regeln, Kognitive Stile oder „Core Beliefs" bezeichnet werden. Diese Grundüberzeugungen sind generellere, situationsübergreifende Verarbeitungsprinzipien einer Person, die deren Ziele, Ansprüche, Selbstbeurteilungen und Handlungspläne und damit das Verhalten und (automatisierte) Denken in konkreten Zusammenhängen determinieren (vgl. dazu auch das Fallbeispiel auf Seite 29f.).

Die Forschungsbefunde zu dieser kognitiven Hypothese der akuten Depression erbringen durchweg signifikante Zusammenhänge zwischen Depression bzw. depressiven Symptomen und dysfunktionalen Einstellungen. Es existieren mehrere Metaanalysen zu den kognitiven Hypothesen depressiver Erkrankungen. Sie kommen alle zu dem Schluss, dass der Zusammenhang zwischen ungünstigen Attributions- bzw. Denkstilen und Depression als gesichert gelten kann. Als spezifisch für Depressionen gilt ein rascher Gedächtniszugang für negative Erinnerungen, die durch ambivalente Umweltreize provoziert werden. Damit einher geht eine verzerrte Aufmerksamkeitsausrichtung auf negative Reize. Akut Depressive erinnern bevorzugt ungünstige Selbstbeschreibungen und belastende Ereignisse. Diese negativen Erinnerungen sind sehr detailliert und elaboriert, während positive Erfahrungen eher global und wenig elaboriert im Gedächtnis behalten werden.

Offen und ungeklärt bleibt bis heute die Frage nach der kausalen Bedeutung dieser kognitiven Prozesse bei der Entstehung akuter Depressionen.

2.6 Genetische Faktoren

Genetische Konzepte beruhen auf Familienstudien, Zwillingsstudien und Adoptionsstudien. Die Konkordanzraten bei monozygotischen Zwillingen liegen zwischen 30 und 90 % (mittlerer Wert 60 %), während bei dizygotischen Zwillingen die Konkordanz zwischen 0 und 25 % (mittlerer Wert 14 %) liegt. Das Morbiditätsrisiko für depressive Erkrankungen bei Angehörigen depressiver Patienten ist höher (4 bis über 30 % in Abhängigkeit von Verwandtschaftsgrad bzw. der depressiven Subgruppen). Die Rate psychopathologischer Auffälligkeiten bei biologischen Geschwistern erreicht 66 %, während sie bei den Adoptivgeschwistern unter 8 % liegt. Angehörige schizoaffektiver und bipolar depressiver Patienten haben ein deutlich erhöhtes Risiko für alle Formen affektiver Erkrankungen, nicht nur für manisch-depressive Störungen, während Angehörige unipolar depressiver Störungen nur ein erhöhtes Risiko für unipolare Depression zeigen.

Einfluss genetischer Faktoren auf 40 % geschätzt

Anhand von Längsschnittstudien mit Zwillingspaaren wurde der Einfluss genetischer Faktoren auf 37 bis 41 % und der Einfluss von persönlichen Umweltbedingungen auf 46 % bei der Entwicklung einer Depression geschätzt. Dabei ist die Anfälligkeit für Depressionen stabil und vermutlich genetisch verankert, während die Umwelteinflüsse zwar eine bedeutsame Rolle für die Auslösung (Expression) spielen, doch diese generell transitorisch sind.

Es bestehen bislang keine Übereinstimmungen darin, wie die mögliche genetische Grundlage depressiver Störungen konkret aussieht und wie der Übertragungsweg verläuft. Die früher vertretene Hypothese, dass es sich genetisch um eine Einheit handelt, wurde weitgehend verlassen. Heute wird von Genetikern mit Verteilungs- und Schwellenmodellen gearbeitet, bei welchen durch Erb- und Umweltfaktoren die Krankheitsanfälligkeit („liability") determiniert ist. Die Mehrzahl der Autoren geht heute von einem zu den vorhandenen Daten am besten passenden, jedoch ungeklärten polygenetischen Übertragungsmodell (poly-genetic risk) affektiver Störungen aus.

Schwellenmodelle polygenetischer Übertragung, Gen-Umwelt-Interaktionen

Mehrere Untersuchungen der letzten Jahre bestätigen, dass Depressionen durch verschiedene genetische Faktoren beeinflusst werden, die zu unterschiedlichen Zeitpunkten der Entwicklung aktiv sind bzw. durch unterschiedliche Lebensbedingungen aktiviert werden. In Längsschnittstudien wurde der Zusammenhang von Lebensbelastungen (Misshandlungen, kritische Lebensereignisse) und einem Polymorphismus in der Promotorregion des Serotonintransporter-Gens (5-HTTPR) gefunden. Personen mit einer oder zwei Kopien des kurzen Allels des 5-HTTPR entwickeln unter Stress eher Depressionen und Suizidideen als Personen, die homozygot für das lange Allel (vgl. Abbildung 10) waren.

Epigenetik, Genexpression

Der Begriff *Epigenetik* bezieht sich auf strukturelle und molekulare Faktoren, welche die Genexpression ändern, ohne die Struktur der DNA zu verändern. Dazu zählen die Methylierung der DNA (führt i. d. R. zu einer Stilllegung des entsprechenden Gens), die Modifikation von Histonen (Acetylierung und Methylierung der Proteine, um die sich die DNA wickelt), Chromatinremodel-

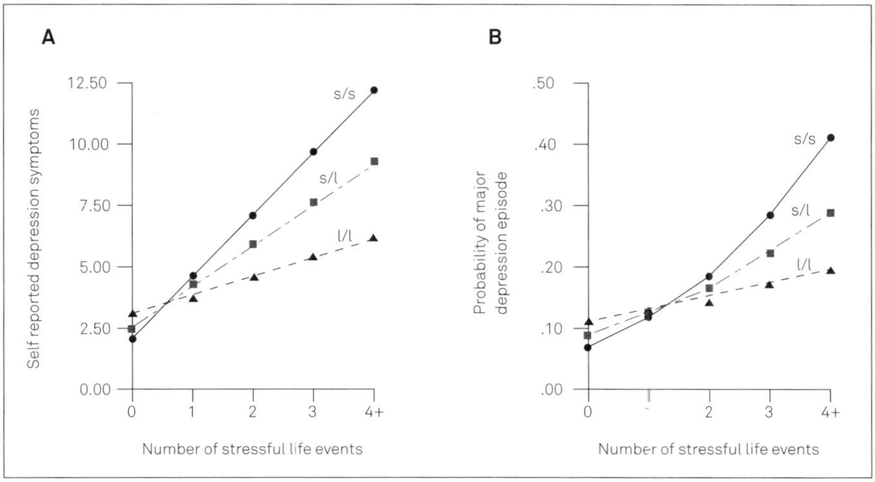

Abbildung 10: Zusammenhang von genetischer Belastung (kurze „s" oder lange „l" Allele des 5-HAT-Transporter-Gens), belastenden Lebensereignissen und Depression (A: Symptome, B: Diagnose; nach Caspi et al., 2003)

lierung (Bewegung der Histone entlang der DNA), Einflüsse nicht codierender Mikro-RNA auf die Genexpression und schließlich die Änderung der Chromatinstruktur (Änderung der 3-D-Anordnung z. B. in Form von Schleifen). Epigenetische Prozesse sind notwendig, damit Gene organspezifisch exprimiert werden und nicht organspezifische Gene stillgelegt werden. Stress scheint Einfluss z. B. auf die Methylierung zu nehmen und so die Genexpression zu beeinflussen. So konnte im Nucleus accumbens von depressiven Menschen post mortem eine Erhöhung der De-novo-Methyltransferase-3 festgestellt werden. Es konnte gezeigt werden, dass sie mit depressionsähnlichem Verhalten, das durch sozialen Stress erzeugt wurde, in Zusammenhang gebracht werden kann. Und schließlich gibt es mehrere Studien, die eine Hypermethylierung von Genen fanden, die für die HHN-Achse von Relevanz sind, wie etwa des CRF-Promoters oder des Glukortikoid-Rezeptors im Hippocampus v. a. nach frühkindlichem Stress.

2.7 Gestörte Neurotransmission

Katecholamin-Hypothese

Gestörte Neurotransmittersysteme

Einer der neuronalen Syntheseorte des Noradrenalins, das bei der Verarbeitung neuer Reize und der Modulation des Antriebs- und Aktivitätsniveaus verantwortlich ist, ist der Locus coeruleus. Dieses Zellbündel sendet ein dichtes Netz an Faserverbindungen über das Zentralnervensystem, insbesondere in den Hypothalamus, den Hippocampus und den Cortex. Eine Unter- bzw. Fehlfunktion der Zellen des Locus coeruleus könnte schließlich für Störungen der Katecholamine und der noradrenergen Transmission im Rahmen einer Depression verantwortlich sein. Interessanterweise führt eine direkte Applikation (bei Tieren) von Tyrosin (Vorstufe des Noradrenalins) oder noradrenergen Agonisten in den Locus coeruleus zum Verschwinden depressionsähnlichen Verhaltens. In ähnlicher Weise konnte der experimentell erzeugte Zustand der Hilflosigkeit (vgl. Kapitel 2.4) durch die Gabe von Noradrenalin bzw. Serotonin verhindert bzw. aufgehoben werden.

Serotonin-Hypothese

Serotonin-Hypothese

In ganz ähnlicher Weise wurde die (ursprüngliche) „Indoleamin-Hypothese" formuliert, die besagt, dass bei Depressiven eine erniedrigte Konzentration des Neurotransmitters Serotonin (5-HT) vorliegt bzw. das serotonerge System gestört ist. Die serotonergen Zellen entspringen aus einem recht umgrenzten Hirnstammbereich, den Raphe-Kernen. Beim Menschen sind inzwischen über 15 Serotonin-Rezeptoren identifiziert werden, die wiederum auf den serotonergen Bahnen und Projektionsfeldern unterschiedlich häufig lokalisiert sind und unterschiedliche Funktionen erfüllen. Man weiß heute, dass das serotonerge System sehr heterogen ist, die Neurotransmission über eine Vielzahl von Rezeptoren erfolgt und eine enge Wechselwirkung mit anderen neuromodulatorischen Systemen besteht. Daraus ergeben sich vielfältige Störungsorte und Funktionsbeeinträchtigungen. Das nach wie vor stärkste Argument für die pathogenetische Rolle des Serotonins bei Depressionen ist die antidepressive Wirksamkeit von Serotonin-Wiederaufnahmehemmern.

Dopamin-Hypothese

Dopamin-Hypothese

Das dopaminerge System spielt bei der Motivation, dem Belohnungserleben und positiven Empfindungen eine zentrale Rolle. Störungen führen zu Anhedonie und Unlust. Das Auftreten von Anhedonie und Depression unter einer Behandlung mit Neuroleptika wird meist als Hinweis interpretiert, dass bei der Depressionsgenese auch das Dopaminsystem beteiligt ist. Anders als für serotonerge und noradrenerge Substanzen ist für dopaminerge Medikamente die stimmungsaufhellende Wirkung weniger belegt, obgleich günstige Effekte auf die Überwindung psychomotorischer Hemmungen im Rahmen akuter Depressionen beschrieben werden.

Noradrenerg-cholinerges Ungleichgewicht

Die adrenerg-cholinerge Ungleichgewichtshypothese besagt, dass bei depressiven Patienten das Gleichgewicht des adrenergen (Noradrenalin) und des cholinergen (Acetylcholin) Neurotransmittersystems zugunsten des cholinergen Einflusses verschoben sei. Cholinerge Substanzen sind ohne Zweifel an der neuroendokrinen Regulation, z. B. der Hypothalamus-Hypophysen-Nebennierenrinden-Achse, beteiligt und zumindest als Begleiterscheinung einer Depression wahrscheinlich.

Depressionen sind kaum auf Störungen eines Transmittersystems oder eines Rezeptors, sondern eher auf „Dysbalancen multipler Transmittersysteme“ zurückzuführen. Störungen im Transmittersystem sind eher als Vulnerabilitätsfaktoren (vgl. Abbildung 10 auf Seite 41) oder den Krankheitsverlauf komplizierende Faktoren anzusehen. Daraus lässt sich folgern, dass Defizite und Fehlregulationen im Aminhaushalt keine notwendige Bedingung für akute Depressionen darstellen, ebenso wenig wie Rezeptorveränderungen zwangsläufig eine Depression induzieren.

2.8 Neuroendokrinologische Störungen

Jedes der bislang beschriebenen Neurotransmittersysteme ist in komplexer und in hochspezifizierter Weise organisiert und wird durch Neuropeptide (z. B. Substanz P) und neuroendokrinologische Substanzen moduliert. Vor allem zwei neuroendokrinologische Systeme haben die Aufmerksamkeit im Zusammenhang mit depressiven Störungen erfahren: die Hypothalamus-Hypophysen-Nebennierenrinden-Achse (HHN-Achse) und die Hypothalamus-Hypophysen-Schilddrüsen-Achse (HHS-Achse). Daneben spielen auch Gonaden- und Wachstumshormone bei Depressionen eine Rolle (Hegerl & Rupprecht, 2006).

Hypothalamus-Hypophysen-Nebennierenrinden-Achse

HHN-Achse Die HHN-Achse (auch HPA-Achse) wird von Noradrenalin in ihrer Wirkweise gehemmt, während Serotonin und Acetylcholin stimulierend Einfluss nehmen. Das Verbindungsglied von diesen Neurotransmittern zu dem endokrinen System stellt ein Neuropeptid dar, das „Corticotrope Releasing Hormon (CRH)". Dieses CRH kontrolliert über das ACTH die Kortisol-Ausschüttung der Nebennierenrinde. Die wesentlichen Einflussfaktoren auf dieses System sind Stress (Belastungen, Aktivierung), zirkadiane Rhythmik (Tageszeit, Licht) und möglicherweise ein individueller (evtl. genetisch determinierter) Set-Point des ZNS, der Regulations- und Gegenregulationsvorgänge steuert.

Überaktivität und veränderte Reaktionsbereitschaft der HHN-Achse sind bei depressiven Patienten vielfach beschrieben worden. Etwa zwei Drittel der depressiven Patienten weisen Veränderungen im Sinne eines Hyperkortisolismus auf, was durch dysfunktionale Feedbackschleifen (unzureichende Hemmung der HHN-Achse) bedingt sein dürfte.

Die Auffälligkeiten im HHN-System lassen sich bislang nicht zu einem stimmigen Konzept der Pathogenese depressiver Störungen zusammenfügen. Sie stellen weder eine hinreichende noch eine notwendige Bedingung dar. Die Veränderungen der HHN-Achse weisen eine hohe Zustandsabhängigkeit auf, doch gibt es auch Hinweise, dass eine Normalisierung der Achsenstörung der klinischen Besserung und ein pathologischer Dexamethason-CRH-Test einem Rezidiv vorausgehen. Zudem werden Auffälligkeiten der HHN-Achse auch bei nahen Verwandten depressiver Patienten gefunden.

Hypothalamus-Hypophysen-Schilddrüsen-Achse

HHS-Achse Die HHS-Achse weist viele Parallelen zur HHN-Achse auf. Stress, Biorhythmik und Temperatur nehmen Einfluss auf die Ausschüttung des Schilddrüsenhormon-stimulierenden Hormons (Thyroidea-stimulierendes Hormon; TSH), indem zuvor im Hypothalamus das Schilddrüsenhormon-Ausschüttungs-Hormon (Thyrotropin-Releasing-Hormon; TRH) stimuliert wurde. Das TSH regt die Sekretion des Schilddrüsenhormons an. Andere endokrine Substanzen, die auf die Produktion des Schilddrüsenhormons Einfluss nehmen, sind Östrogene (fördernd), Wachstumshormone (hemmend) und Glucocorticoide (hemmend). Depressive unterscheiden sich dabei nicht von anderen Gruppen durch die Menge, das Niveau und den Uptake des ausgeschütteten Hormons. Vielmehr weist die zirkadiane Rhythmik der Ausschüttung des TSH eine Besonderheit auf. Bei Gesunden lässt sich in der Nacht während des Schlafs eine auffallende TSH-Ausschüttung beobachten. Depressive Patienten zeigen diese nächtliche TSH-Ausschüttung nicht bzw. deutlich vermindert. Es wurde weiter beobachtet, dass einige Menschen mit einer Depression nicht oder vermindert mit TSH auf die exogene Gabe der TRH reagieren, obgleich das Ausgangsniveau bei den Gruppen gleich war.

2.9 Schlaf und zirkadiane Rhythmik

Zirkadiane Rhythmik gestört

Schlaf, Schlaf-Wach- und zirkadiane Rhythmik sind bei einer akuten Depression in vielfältiger Weise gestört. Während des Schlafs fallen der verminderte Anteil des Tiefschlafs (Delta-Aktivität) und die verkürzte REM-Latenz mit verlängerter erster REM-Phase auf. Die veränderte REM-Charakteristik ist für eine Subgruppe depressiver Patienten spezifisch. Besonders das Lebensalter und der Schwergrad der depressiven Störung korrelieren positiv mit dem Auftreten und der wiederholten Beobachtung der genannten Schlafauffälligkeiten. Serotonin, Noradrenalin und Acetylcholin sind an der Regulation des Schlafes beteiligt. Die Desinhibition des REM-Schlafs bei depressiven Menschen kann als Ausdruck der Imbalance des noradrenergen und des serotonergen Transmittersystems zugunsten der cholinergen Systeme verstanden werden. Die cholinerge Imbalance verschwindet mit einer Symptomremission.

Schlaf ist bei Depressiven vielfältig gestört

Andere Erklärungen der Schlafstörungen bei Depressionen sind vor allem chronobiologischer Natur, wie etwa das Modell der Phasenvorverlegung (endokrine Prozesse, Schlaf-Wach-Rhythmus usw. sind der Zeit voraus und mehrere Stunden vorverlagert) bzw. der Desynchronisation des inneren Zeitgebers oder das Zwei-Phasen-Modell der Schlafregulation. Für diese chronobiologischen Hypothesen sprechen vor allem die Wirkung von Licht (Sonne) auf Befinden, Motorik und körperliche Prozesse sowie die erhöhten Depressions- und Suizidraten in nördlichen Ländern. Auch der antidepressive Effekt von Schlafentzug und von Lichttherapie sprechen für die Beteiligung des hypothalamischen Nucleus suprachiasmaticus bei der zirkadianen Rhythmik und akuter Depression. Unverändert fraglich ist die Bedeutung dieser Störung des zirkadianen Zeitgebers bei der Depressionsgenese.

2.10 Neuroanatomie

Neuroanatomische Strukturen und Funktionen

Depressive und Gesunde weisen vergleichbare Hirnvolumina auf. Strukturell wurden bei Depressionen mehrfach, doch nicht einheitlich folgende Veränderungen gefunden: erweiterte Seitenventrikel, erweiterte kortikale Sulci, erweiterte dritte Ventrikel, subkortikale Hypersensitivität, präfrontale und zerebelläre Volumenabnahme. Insbesondere der präfrontale Cortex, der anteriore cinguläre Cortex, der Hippocampus und die Amygdala wurden intensiv untersucht und in ein neuroanatomisches Modell der Depression integriert (Mayberg, 1997).

Das Gehirn ist beim Vorliegen einer akuten Depression, doch möglicherweise bereits davor und auch danach, stark in Mitleidenschaft gezogen. Die für eine Depression strukturell und funktionell wichtigen Regionen sind zentrale Bereiche bei der Auseinandersetzung mit der Umwelt. Ohne Zweifel nehmen dabei auch genetische Informationen Einfluss, doch braucht es konkrete Lebenserfahrungen, um die für eine Depression relevanten Gene zu exprimieren. Durch Lebenserfahrungen (Lernen) ist das Gehirn depressiver Menschen in den Zustand gebracht worden, in dem es sich zu Beginn depressiver Symptome befindet. Dabei spielen als Diathese ein hypoaktiver anteriorer cingulärer Cortex, ein geschädigter Hippocampus, eine hyperaktive Amygdala und ein rechtsseitig dominierender präfrontaler Cortex die entscheidende Rolle (vgl. Abbildung 11).

Merke

Die neurobiologischen Mechanismen der Entstehung depressiver Erkrankungen müssen in engem Zusammenhang mit psychischen und psychosozialen Faktoren verstanden werden. Bedeutsame Bereiche hinsichtlich der Neurobiologie depressiver Erkrankungen umfassen die Genetik, die NeurotransNetzwerkmodelle, Modelle der Neuroplastizität und die Epigenetik. Die Monoamin-Mangel-Hypothese ist von der klinischen Erkenntnis abgeleitet worden, dass Antidepressiva im Tierexperiment einen nachweisbaren Einfluss auf den Stoffwechsel der monoaminergen Neurotransmitter Serotonin, Noradrenalin und Dopamin haben. Stressreiche Lebensereignisse im Rahmen depressiver Erkrankungen sind mit Veränderungen der Funktion der HPA-Achse assoziiert und diese wiederum mit chronisch inflammatorischen Prozessen. Die Heterogenität der Depression bedingt auch die sehr heterogenen biologischen Erklärungsansätze, die vermutlich auf vielfältige Art und Weise miteinander interagieren (Köhler & Walter, 2022).

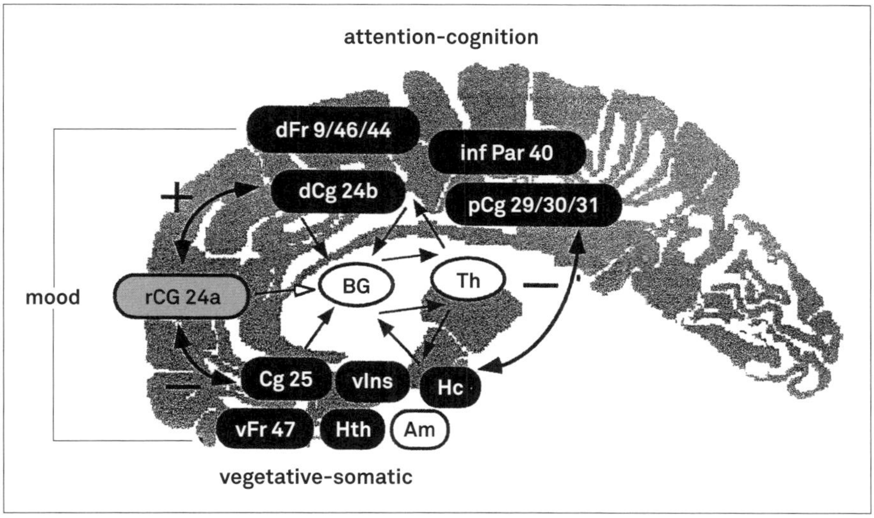

Anmerkungen: Störung des Zusammenwirkens von hypoaktiven Arealen des dorsolateralen und präfrontalen Cortex (dFr), inferiorem Parietallappen (infPar), dorsalem anteriorem Cingulum (dCg), posteriorem Cingulum (pCg) und hyperaktiven Arealen des Hippocampus (Hc), der Amygdala (Am), des subgenualen Cingulum (Cg), der Inselregion (vIns), des ventralen Frontallappens (vFr), des Hypothalamus (Hth). Dem rostralen anterioren Cingulum (rCG24a) kommt eine Schlüsselfunktion bei der Aufrechterhaltung des dynamischen Gleichgewichts zu.

Abbildung 11: Neuroanatomisches Netzwerkmodell der Depression (nach Mayberg et al., 1997)

2.11 Psychobiologisches Erklärungsmodell

Multifaktorielles, psychobiologisches Erklärungsmodell

Um verschiedene Erklärungsfaktoren zusammenzuführen, wurden von einigen Autoren mehrfaktorielle Modelle vorgeschlagen. Diese Ansätze billigen genetischen und neuroendokrinen Prozessen, dispositionellen Faktoren, innerpsychischen Mechanismen, verändertem unmittelbarem Erleben und Erinnern nach aversiven Erfahrungen sowie sozialen und instrumentellen protektiven Faktoren (wie Unterstützung, Ressourcen) neben kognitiven, interaktionellen und behavioralen Faktoren eine wichtige Funktion zu. So kann man zeigen, dass frühkindliche Deprivation, Vernachlässigung, Missbrauch, viral bedingte Veränderungen der Rezeptorstrukturen oder genetische Ausstattungen die Grundlage für eine depressive Entwicklung legen. Diese Ausstattungen bzw. traumatischen Erfahrungen erzeugen Narben („biological priming"), die nach längeren Latenzphasen durch biologisch und psychologisch relevante Ereignisse reaktiviert werden können und so psychobiologische Stressreaktionen einleiten, welche bei fehlenden Kompensationsstrategien dann in eine Depression münden.

Längsschnittstudien (mit mehreren Messpunkten) weisen z. B. nach, dass über 50 % der Varianz an einer depressiven Entwicklung allein durch die Faktoren „stressreiche Lebensereignisse“, „genetische Belastung“, „Vorgeschichte an depressiven Episoden“ und „Neurotizismus“ erklärbar sind. Weitere Einflussgrößen sind „interpersonelle Erfahrungen“, „soziale Unterstützung“ und „traumatisierende Erfahrungen in der Kindheit/Jugend“.

Abbildung 12 stellt ein derartiges mehrfaktorielles, die aktuelle Befundlage integrierendes Störungsmodell für Depressionen dar. In vereinfachter Weise kann dieses Schaubild auch im Rahmen einer Depressionsbehandlung zur Psychoedukation und Begründung von Psychotherapie eingesetzt werden (vgl. hierzu „Ursachen und Einflussfaktoren einer Depression“ im Anhang, Seite 110).

Distale und proximale Einflussfaktoren

Verkürzt ausgedrückt lässt sich eine akute Depression vor dem Hintergrund „distaler“ Faktoren erklären, nämlich ungünstiger soziodemografischer und sozialer Faktoren, einer Geschichte an Vorerkrankungen (Narben), biologisch ungünstigen, d. h. depressionsförderlichen Bedingungen, entwicklungsgeschichtlich belastenden Einflüssen, Persönlichkeitsmerkmalen und Sozialisationsbedingungen. Diese Hintergrundbedingungen lassen sich als psychobiologische Vulnerabilität (biologisch, psychologisch, sozial-interaktiv) verstehen, die durch Belastungen und Ereignisse aktiviert werden und zu „proximalen“ Faktoren, nämlich Störungen auf neurobiologischer, kognitiver und sozial-interaktiver Ebene führen, welche dann zu einer Depression führen. Eine akute Depression wirkt auf das gestörte System zurück und verschlimmert den Zustand bzw. aktiviert Bewältigungsmechanismen.

Bei der Psychoedukation von Patienten sollte ein dermaßen komplexes Modell vereinfacht und vor allem mit den individuellen lebensgeschichtlichen Bedingungen und Einflussgrößen eines Patienten konkretisiert werden. Es ist besonders hilfreich, wenn dazu ein an der Vorlage der Abbildung 12 orientiertes Schaubild erarbeitet und aufgezeichnet wird. Aus einem derartigen Modell (also einem persönlichen Schaubild) lassen sich dann die Ansatzpunkte für eine antidepressive Pharmakotherapie ebenso ableiten wie für eine Psychotherapie bzw. eine Kombinationsbehandlung.

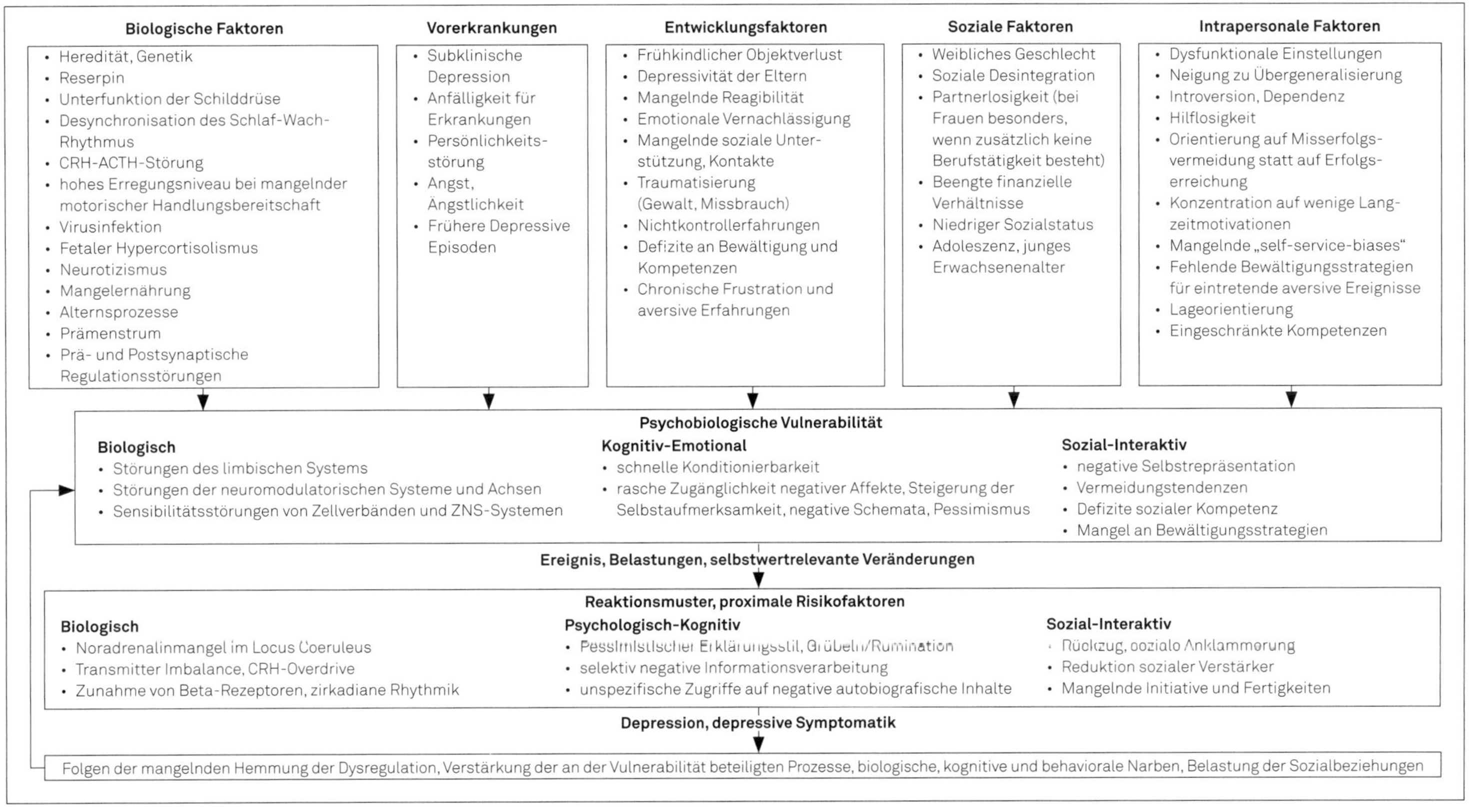

Abbildung 12: Psychobiologisches Depressionsmodell (nach de Jong-Meyer, 2005; Hautzinger, 2006), das Faktoren, Bedingungen, Strukturen und Funktionen zusammenstellt, die für die Entwicklung bzw. Aufrechterhaltung einer Depression nach heutigem Kenntnisstand relevant sind

3 Diagnostische Entscheidungen und Indikationen

Dieses Kapitel stellt konkrete Regeln und praktische Handlungsanweisungen für die Diagnostik, die Verlaufskontrolle und die Indikation von Psychotherapie für Patienten mit einer akuten Depression dar. Dabei wird auf Empfehlungen verschiedener Konsensusrunden, nationale und internationale Versorgungsleitlinien und Ergebnisse der Psychotherapieforschung Bezug genommen (vgl. dazu Kapitel 5), um so zu rationalen, wissenschaftlich begründeten („evidence based") Behandlungsentscheidungen zu kommen. Ferner soll dadurch eine angemessene Qualitätskontrolle der durchgeführten Therapie ermöglicht werden.

3.1 Eingangs-, Verlaufs- und Abschlussdiagnostik

Minimaler Standard der Diagnostik und Dokumentation

Als minimaler Standard der Diagnostik und Dokumentation bei depressiven Störungen gilt (vgl. Kapitel 1.6 für eine ausführlichere Darstellung):

a. *Diagnose, Differenzialdiagnose:* Anwendung eines Strukturierten Interviews (z. B. SCID) oder Verwendung der Internationalen Diagnose-Checklisten (IDCL) zur Vergabe von ICD-10/11-Diagnosen.
b. *Psychometrie, Schweregradbeurteilung:* Selbstbeurteilung mittels BDI-II und Fremdbeurteilung mittels QIDS (vgl. QIDS-C im Anhang, Seite 104 ff.).
c. *Problem- und Verhaltensanalyse:* Horizontale und vertikale Verhaltensanalyse, Herausarbeiten von Schlüsselproblemen, von Defiziten und von Ressourcen, Zielerreichungsskalierung (vgl. Vorlage im Anhang, Seite 109).
d. *Evaluation, Qualitätskontrolle:* Anwendung des BDI-II und QIDS zu Beginn und am Ende einer Behandlung. Überprüfung der Zielskalierung hinsichtlich der Erreichung der Ziele.
e. *Prozess- und Verlaufsdokumentation* depressiver Symptome mittels ADS (wöchentlich bzw. zu jedem Therapiekontakt).

Abbildung 13 illustriert den prinzipiellen Untersuchungs- und Entscheidungsablauf vor Beginn einer Depressionstherapie. Dabei kann gegebenenfalls auf Abschnitte verzichtet werden (z. B. Labormedizin, Intelligenzdiagnostik), sofern dies im Einzelfall begründet ist.

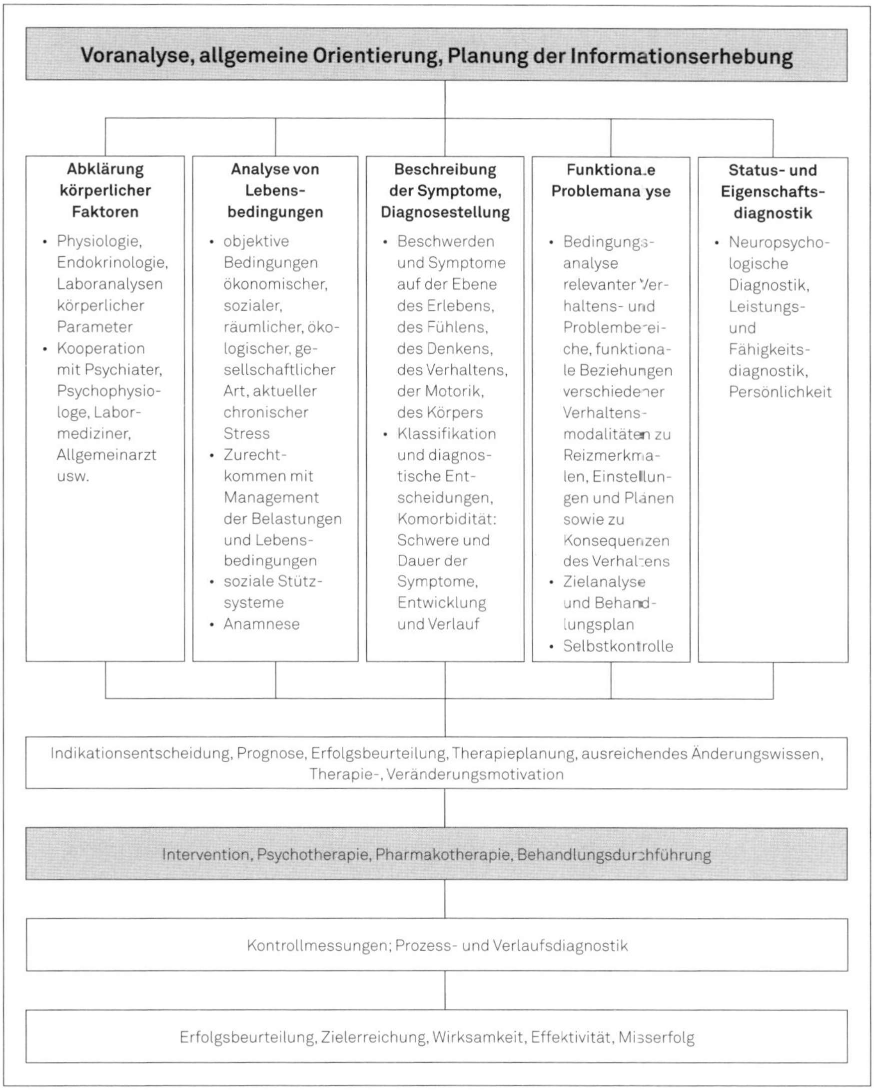

Abbildung 13: Ablaufschema der Diagnostik (nach Hautzinger, 2001)

3.2 Behandlungsentscheidungen und Indikation

Leitlinien zur Indikation für Behandlung

Aufgrund zahlreicher Metaanalysen (vgl. Kapitel 5) und der Aufarbeitung der verfügbaren wissenschaftlichen Evidenzen kann man für die Versorgung akut depressiver Patienten folgende *Empfehlungen* aussprechen, die sich an der Nationalen Versorgungsleitlinie Depression 2022 orientieren (www.depression.versorgungsleitlinien.de; vgl. auch Schaubild zur Entscheidungsfindung im Anhang, Seite 108):

a. Bei leichten bis mittelschweren akuten Depressionen und bei depressiven Anpassungsstörungen ist die Behandlung durch ein Antidepressivum nicht erforderlich. Strukturierte, fokussierte Psychotherapie (z. B. Kognitive Verhaltenstherapie, Interpersonelle Psychotherapie, Psychodynamische Psychotherapie) ist hier kurzfristig und vor allem langfristig die bessere Wahl.
b. Bei schweren Depressionen ist die Behandlung mit einem antidepressiv wirkenden Medikament in Kombination mit Psychotherapie indiziert.
c. Kognitive Verhaltenstherapie hat sich unter dem Gesichtspunkt längerfristiger Erfolge bislang am besten bewährt und stellt somit die entscheidende Intervention dar, in Kombination mit einem Medikament auch bei schwerer Depression.
d. Bei besonders schweren, melancholischen bzw. psychotischen Depressionen ist zunächst nicht an den Einsatz von Psychotherapie zu denken. Diese Patienten sind durch ihre Erkrankung für diese Interventionen zunächst kaum zugänglich. Hier steht die entlastende, unterstützende und medikamentöse Behandlung anfangs im Vordergrund. Im weiteren Verlauf sollte eine Kombinationsbehandlung unter Einsatz von Psychotherapie verwirklicht werden. Längerfristig erweist sich bei diesen depressiven Störungen diese kombinierte Therapie als effizienter.
e. Depressionen in Verbindung mit körperlichen Erkrankungen (Schmerzstörungen, HIV/AIDS, Krebs, Schlaganfall, Diabetes mellitus, Morbus Parkinson, Menstruationsproblemen u. a.) und anderen psychischen Störungen (Angststörungen, Essstörungen, Somatoformen Störungen u. a.) sind ebenfalls gut und erfolgreich psychotherapeutisch zu behandeln, was sich prognostisch günstig auf die Kooperation bei therapeutischen Maßnahmen, die Bewältigung der und die Adaptation an eine körperliche Krankheit auswirkt.

Lehnt ein depressiver Patient trotz Indikation eine Pharmakotherapie ab, verhält er sich wenig kooperativ bei einer psychiatrischen Behandlung, liegen Unverträglichkeitsreaktionen bzw. Kontraindikationen für eine Pharmakotherapie vor oder erweisen sich die Medikamente als unwirksam (teilweise wirksam), dann sollte immer eine Indikation für eine Psychotherapie (z. B. KVT) gestellt und eine Behandlung eingeleitet werden.

Merke: Als evidenzbasiert gelten folgende Empfehlungen/Indikationen (de Jong-Meyer et al., 2007)

1. Jeder Psychotherapie sollte eine angemessene Diagnostik und Problemanalyse vorausgehen. Dies schließt die Abschätzung des Suizidrisikos mit ein (vgl. Kapitel 1.6, Kapitel 3.1 und die Karte „Indikatoren für akute Suizidalität“ am Ende des Buches).
2. Eine Psychotherapie bei affektiven Störungen besteht in der Regel aus zwei Phasen, einer Akutbehandlungsphase mit dem Ziel der Symptomreduktion und einer Erhaltungs- bzw. Stabilisierungsphase (vgl. Abbildung 2 auf Seite 18).
3. Im Rahmen einer Akutbehandlung ist das Ansprechen auf die Psychotherapie zu kontrollieren und mindestens alle zwei Wochen zu beurteilen (vgl. Kapitel 3.1). Ergibt sich nach vier bis sechs Wochen keine Symptomreduktion, ist spätestens dann eine Revision des Behandlungsplans angezeigt.
4. Bei leichten und mittelschweren Depressionen zeigen eine Kognitive Verhaltenstherapie und eine Interpersonelle Psychotherapie eine vergleichbare Wirkung wie Antidepressiva (vgl. Kapitel 5).
5. Im ambulanten Rahmen zeigt Kognitive Verhaltenstherapie auch bei schweren Depressionen vergleichbare Effekte, wenn sie von erfahrenen Therapeuten durchgeführt wird.
6. Unter dem Aspekt der längerfristigen Wirksamkeit nach Abschluss der Akutbehandlung ist die Kognitive Verhaltenstherapie einer rein medikamentösen Therapie überlegen (vgl. Kapitel 5).
7. In der Kombination von Antidepressiva und Psychotherapie brechen weniger Patienten die Pharmakotherapie ab, nehmen die Medikamente zuverlässiger ein und zeigen die deutlichsten Besserungsraten.
8. Bei schweren, rezidivierenden und chronischen Depressionen ist eine Kombination von Pharmakotherapie und Psychotherapie indiziert.
9. Wird trotz angemessener Pharmakotherapie nur eine Teilremission depressiver Symptomatik erreicht, ist eine zusätzliche Kognitive Verhaltenstherapie bzw. Interpersonelle Psychotherapie indiziert.
10. Für Depressionen im Jugendalter, im höheren Lebensalter oder im Postpartum liegen Evidenzen für die Wirksamkeit der Kognitiven Verhaltenstherapie und für die Interpersonelle Psychotherapie vor.

4 Behandlung akuter Depressionen

Behandlungsoptionen bei akuter Depression

Trotz vieler Unklarheiten bezüglich der Ätiologie depressiver Störungen sind die pharmakologischen, physikalischen, psychotherapeutischen und psychosozialen Behandlungsmöglichkeiten vielfältig und erfreulich erfolgreich. Typische Empfehlungen für das Zusammenwirken dieser Therapiezugänge bei der Behandlung akuter unipolarer Depressionen sind in Tabelle 6 dargestellt.

Tabelle 6: Behandlungsansätze bei unipolaren Depressionen

Psychotherapie (KVT, IPT, PPT)	• Depressive Episode (leicht, mittelschwer, schwer) • Anpassungsstörungen, depressiv • Dysthymien • Altersdepressionen • Depressionen im Kindes- und Jugendalter • Depressionen bei körperlichen und anderen psychischen Störungen • Rückfallverhinderung • Chronische Depressionen
Pharmakotherapie (Antidepressiva)	• Depressive Episoden (schwer, mit somatischen und psychotischen Symptomen) • Chronische Depressionen • Rückfallverhinderung • Altersdepressionen • Depressive Episoden (leicht, mittelschwer)
Physikalische Therapie	• *Lichttherapie* (10.000 Lux) bei saisonaler Depression und bei prämenstruellen (depressiven) Störungen • *Wachtherapie* bei Depressionen mit deutlich zirkadianer Rhythmik • *Elektrokrampftherapie* bei sehr schwerer, psychotischer, stuporöser Symptomatik • *Sport/Bewegung* bei Dysthymien, bei depressiven Episoden (leicht, mittelschwer) und bei Depressionen bei körperlichen Erkrankungen
Psychosoziale Therapie	• *Sozialarbeit, Soziotherapie:* Hilfe bei der Lösung realer Probleme (Schulden, Arbeitslosigkeit usw.) • *Paar- und Familientherapie:* Ergänzung zur Therapie von depressiven Episoden, Dysthymien und Anpassungsstörungen
Internistische Therapie	• Organisch begründete Depression

Dabei sind die pharmakotherapeutischen und psychotherapeutischen Behandlungen, ob allein oder in Kombination angewendet, die Hauptinterventionen und oft ausreichend, während die physikalischen, psychosozialen und internistischen Behandlungen ergänzende Interventionen oder Interventionen mit einer eng abgesteckten Indikation darstellen.

4.1 Pharmakologische Behandlungen

Antidepressive Medikation

Nach zahlreichen wissenschaftlichen Untersuchungen darf heute die Wirksamkeit der tri- und tetrazyklischen Antidepressiva, der MAO-Inhibitoren und der selektiven Antidepressiva (SSRI, SNRI, SSNRI) als gesichert gelten. Tabelle 7 fasst einige der häufig verordneten Antidepressiva nach einem klinisch gebräuchlichen Indikationsschema (sedierende bzw. nicht sedierende Präparate) zusammen. Heute werden die Antidepressiva jedoch bevorzugt nach dem primären Angriffspunkt im Zentralnervensystem eingeteilt: Selektive Serotonin-Rückaufnahmehemmer (SSRI wie Citalopram, Fluoxetin, Paroxetin, Sertralin u.a.), Selektive Serotonin-Noradrenalin-Rückaufnahmehemmer (SSNRI wie Venlafaxin, Duloxetin u.a.), Selektive Noradrenalin-Rückaufnahmehemmer (SNRI wie Reboxitin u.a.), Noradrenalin-Dopamin-Rückaufnahmehemmer (NDRI wie Bupropion), Monoaminoxidase-Hemmer (MAO-I wie Moclobemid, Tranylcypromin), Trizyklische Antidepressiva (TZA wie Amitriptylin, Imipramin, Clomipramin u.a.) und pflanzliche Präparate (wie Hypericum-Extrakt).

Tabelle 7: Zielsymptome und Arten häufig verordneter Antidepressiva (nach Benkert, Hautzinger & Graf-Morgenstern, 2016)

Zielsymptome und häufig verordnete Antidepressiva

Im akut depressiven Zustandsbild überwiegen eher Hemmung, Antriebsschwäche, Apathie	**Indikation: Aktivierende, nicht sedierende Präparate**	• Jatrosom® (Tranylcypromin – MAO-I) • Aurorix® (Moclobemid – MAO-I) • Peylyl®, Pertofran® (Desipramin – TZA) • Nortrilen® (Nortriptylin – TZA) • Anafranil® (Clinpramin – TZA) • Tofranil® (Imipramin – TZA) • Cipramil® (Citalopram – SSRI) • Cipralex® (Excitalopram – SSRI) • Fluctin® (Fluoxetin – SSRI) • Fevarin® (Fluvoxamin – SSRI) • Seroxat® (Paroxetin – SSRI) • Zoloft® (Sertralin – SSRI) • Endronax®, Solvex® (Reboxetin – SNRI) • Cymbalta® (Duloxetin – SSNRI) • Trevilor® (Venlafaxin – SSNRI) • Elontril® (Bupropion – NDRI) • Dogmatil® (Supirid) • Vivalan® (Viloxazin)

Tabelle 7: Fortsetzung

Im akut depressiven Zustandsbild überwiegen eher Angst, Unruhe, Agitiertheit	**Indikation: Sedierende (dämpfende) Präparate**	• Ludiomil® (Maprotilin – TZA) • Tolvin®, Tolvon® (Mianserin – TZA) • Saroten®, Laroxyl® (Amitriptylin – TZA) • Equilibrin® (Amitriptylinoxid – TZA) • Aponal® (Doxepin – TZA) • Stangyl® (Trimipramin – TZA) • Thombran®, Trittico® (Trazodon – TZA) • Sinequan®, Sinquan® (Docepin – TZA) • Remergil® (Mirtazapin – SSNRI)

Anmerkungen: MAO-I = Monoaminoxidase-Hemmer, TZA = Trizyklische bzw. Tetrazyklische Antidepressiva, SSRI = Selektive Serotonin-Rückaufnahmehemmer, SNRI = Selektive Noradrenalin-Rückaufnahmehemmer, SSNRI = Selektive Serotonin-Noradrenalin-Rückaufnahmehemmer (sogenannte „duale Antidepressiva"), NDRI = Noradrenalin-Dopamin-Rückaufnahmehemmer.

Ein weiteres Kriterium für die Auswahl eines Antidepressivums stellt sein Nebenwirkungsprofil dar. Diesbezüglich ist vor allem die anticholinerge Wirkungskomponente von Bedeutung. Die Selektiven Antidepressiva weisen gegenüber den klassischen Antidepressiva (TZA) bezüglich der unerwünschten Nebenwirkungen und der Verträglichkeit deutliche Vorteile auf, was sich günstig auf die Compliance der Patienten auswirkt. Gleichzeitig weisen die SSRI in ihrer antriebs- und unruhefördernden Wirkung auch Nachteile auf.

Bei leichten Depressionen werden sehr häufig „natürliche", daher angeblich gefahrlos einzunehmende Präparate (Hypericum-Extrakt; z. B. Jarsin, Johanniskraut) verordnet. Dabei wird auf die empirisch belegte Wirksamkeit bei geringen Unverträglichkeiten verwiesen. Heute existieren verschiedene placebokontrollierte Studien, Vergleichsuntersuchungen mit synthetischen Antidepressiva sowie Studien an Patienten mit Depressionen unterschiedlicher Schweregrade. Dabei konnten sich Johanniskrautpräparate (angemessen hoch dosiert) beispielsweise gegenüber Imipramin gut behaupten. Es lässt sich zeigen, dass diese Präparate auf neuronale Transmissionen (Serotonin) einwirken und sich daraus ihre antidepressive Potenz ableiten lässt.

Typische, z. T. gefährliche Nebenwirkungen der Antidepressiva sind Belastungen der Patienten durch Mundtrockenheit, Akkommodationsstörungen, Hautallergien, Obstipation, Miktionsstörungen, Blutdruckveränderungen, Tachykardien bzw. Arrhythmien, erhöhte Krampfbereitschaft, Leberschädigungen, REM-Rebound, sexuelle Funktionsstörungen, Gewichtszunahme sowie Potenzierung der Effekte von Alkohol. Die meisten Beschwerden sind vorübergehender Natur und treten anfangs und in der Phase der Dosissteigerung auf. Durch ausführliche Erklärungen, das Eingehen auf Bedenken und die Kombination mit Psychotherapie werden die Nebenwirkungen der Medikamente durch die Patienten sehr viel besser toleriert und die Medikamente werden regelgerecht eingenommen. Vor allem bei den trizyklischen Antidepressiva besteht bei einer Überdosierung (z. B. in suizidaler Absicht) ein hohes Letalitätsrisiko, was für die MAO-I und die SSRI nicht zutrifft.

Leitlinien für Pharmakotherapie

Die psychiatrischen Fachgesellschaften geben gegenwärtig folgende Empfehlungen für die pharmakologische Behandlung akuter (unipolarer) Depressionen: Jeder depressiv erkrankte Patient bedarf einer individuell zugeschnittenen Behandlung, welche Begleiterkrankungen (z. B. Suchtmittelmissbrauch, Komorbidität) und Komplikationen (z. B. Suizidtendenzen) berücksichtigt. Sprechen Patienten nach vier bis sechs Wochen auf richtig verabreichte (korrekt dosierte und eingenommene) Medikation nicht an, dann ist der Wechsel zu einem anderen Antidepressivum, die zusätzliche Gabe von Lithium oder von Antikonvulsiva sinnvoll. Ersterkrankte Patienten sollen nach Remission der Depression die Medikamente bis zu einem halben Jahr einnehmen. Bei sich wiederholenden depressiven Phasen sollte auf sehr viel längere, u. U. fortwährende Einnahme der Medikamente geachtet werden.

Durch die langfristige Einnahme antidepressiver Medikamente (gelegentlich auch Lithium) kann die Gefahr des Wiederauftretens depressiver Symptome und depressiver Episoden vermindert werden (vgl. dazu Kapitel 5).

4.2 Wachtherapie

Wachtherapie

Eine häufige Ergänzung bei schweren Depressionen im Rahmen der stationären Depressionsbehandlung stellt die Wachtherapie (veraltet: Schlafentzug) dar. Es konnte mehrfach eine (unmittelbare) antidepressive Wirkung für die Wachtherapie belegt werden. Die am meisten angewandte und am besten untersuchte Methode ist die komplette Wachtherapie. Alternativ steht auch die Wachtherapie ab der zweiten Nachthälfte (ab 2 Uhr) zur Verfügung. Dabei werden die Patienten angehalten, die gesamte Nacht und den darauffolgenden Tag (36 bis 40 Stunden) wachzubleiben. Die Erfolgsquoten liegen für die Zeit unmittelbar nach Schlafentzug bei 60 %. Diese Effekte scheinen nicht durch die vorangegangene antidepressive Medikation oder die Akuität der Depression beeinflusst. Die Mehrzahl der bislang vorliegenden Studien zeigt, dass insbesondere bei Patienten mit Antidepressiva-Nonresponse eine Kombination von wiederholtem Schlafentzug unter gleichzeitiger Gabe von Antidepressiva die günstigste Wirkung erwarten lässt.

4.3 Lichttherapie

Lichttherapie

Vor allem saisonal abhängige Depressionen (sogenannte Winterdepressionen), doch auch monatliche, prämenstruell auftretende dysphorische Störungen können erfolgreich durch regelmäßige Exposition mit Licht (idealerweise

10.000 Lux) behandelt werden. Dazu ist es empfehlenswert, sich täglich über einige Tage bis zu einer Woche am besten während der Morgenstunden für 30 bis 40 Minuten (bei 10.000 Lux) der Lichtquelle auszusetzen. Entscheidend ist, immer wieder für einige Sekunden in die Lichtquelle zu sehen und damit über die Retina und den Sehnerv zentrale Prozesse anzustoßen (u.a. Bildung der körpereigenen Hormone Serotonin und Melatonin). Bei Winterdepressionen ist es notwendig, diese Behandlungsphasen mehrfach zu wiederholen.

4.4 Elektrokrampftherapie

Elektrokrampftherapie bei sehr schweren Depressionen

Die Wirksamkeit von Elektrokrampftherapie ist vor allem bei akut sehr schweren, behandlungsresistenten Depressionen oder auch bei ausgeprägt motorischer (stuporöser) Symptomatik durch methodisch sorgfältige Evaluationsstudien belegt. Bei der Beachtung der heute üblichen Behandlungstechniken (Vollnarkose) unter Einfluss von unilateraler Elektrodenposition und Stimulation mit Kurzpulsströmen stellt die EKT bei dieser Patientengruppe die einzig mögliche, erfolgversprechende, risikoarme Therapieform dar, die nur zu wenigen unerwünschten Nebenerscheinungen führt und keine irreversible zerebrale Schädigung zur Folge hat.

4.5 Psychologische Interventionen

Bewährte Psychotherapieansätze bei akuter Depression

Mehrere psychologische Behandlungsansätze haben sich in den letzten Jahren klinisch durchgesetzt und empirisch bewährt (vgl. auch Kapitel 5). Dies ist die Interpersonelle Psychotherapie (IPT), die Kognitive Verhaltenstherapie (KVT) und tiefenpsychologisch-psychodynamisch begründete Psychotherapien (PPT). Die Befundlage ist sehr uneinheitlich. Vor allem zu den psychodynamischen Psychotherapien, aber auch zu anderen Psychotherapien (Akzeptanz- und Commitment-Therapie, Emotionsfokussierte Psychotherapie) liegen wenige kontrollierte Therapiestudien vor. Die „Behavior Activation"-Therapie wird als Teil der KVT gesehen (vgl. Hoyer & Krämer, 2018). Daher soll im Folgenden nur auf die Interpersonelle Psychotherapie und ausführlicher auf die Kognitive Verhaltenstherapie eingegangen werden.

4.5.1 Kognitive Verhaltenstherapie (KVT)

Die KVT ist eine problemorientierte, strukturierte, konkrete und spezifische psychologische Behandlung speziell für depressive Störungen. Es geht darum, durch die Kooperation zwischen Patient und Therapeut Probleme zu identifizieren, die individuellen (kognitiven, aktionalen) Blockaden zu erkennen,

Alternativen dazu zusammenzutragen und zu prüfen sowie diese auszuprobieren. Neben der besonderen Beachtung kognitiver Prozesse gehören verhaltenstherapeutische Elemente wie Aktivierung, Kompetenzerweiterung, Problemlösen, Übungen im Alltag, Aufbau von Bewältigungsfertigkeiten und Kommunikationsübungen mit zum psychotherapeutischen Repertoire. Eine Übersicht der (möglichen, doch entsprechend der individuellen Problemlage anzupassenden) Behandlungsphasen und der therapeutischen Hauptelemente bietet Tabelle 8.

Tabelle 8: Behandlungsphasen und zugeordnete Behandlungselemente der Kognitiven Verhaltenstherapie bei akuter Depression (nach Hautzinger, 2021)

Phasen der Kognitiven Verhaltenstherapie

Phase 1	Beziehung, positive Haltung, zentrale Probleme erkennen, Problemhierarchie, Lebens-, Erkrankungs-, Behandlungsgeschichte, Hintergrundbedingungen, (Fehl-)Anpassung
Phase 2	Modell Psychoedukation, Begrenztheit der Möglichkeiten, Akzeptanz, Ziele, Patientenerwartungen, Mitarbeit, Behandlungsstruktur, Medikation
Phase 3 und 4	Alltagsgestaltung, Umstrukturierung, Situationsanalyse, Beobachtungen, Erfahrungen, konkrete Ziele auf kognitiver und motorischer, behavioraler Ebene, Verhalten aktivieren
Phase 5 und 6	Bearbeitung kognitiver Schemata und Informationsverarbeitung, Erwerb von Fertigkeiten, Achtsamkeit, Gelassenheit, Akzeptanz, Werte
Phase 7, 8 und 9	Bearbeitung von Hintergrundbedingungen (Trauma), Persönlichkeit, Verbesserung der sozialen, problemlösenden Kompetenzen, Einbezug der Familie, Partner
Phase 10	Stabilisierung, weitere Hilfen, Krisenbewältigung

Grundgedanke der Kognitiven Verhaltenstherapie ist der Zusammenhang von Stimmung (Fühlen), Denken und Handeln (vgl. Abbildung 14), wie er aus den Schilderungen und Erfahrungen der Patienten herausgearbeitet wird. Dabei geht es nicht um kausale, sondern um korrelative Beziehungen. Die drei Eckpunkte stehen alle in wechselseitiger Beziehung zueinander, sodass eine negative Stimmung die Aktivität verringert und das Denken einengt, doch auch eine bestimmte Handlung die Stimmung und das Denken verändert oder ein Gedanke (z. B. eine schlechte Erinnerung) das Verhalten lähmen und die Emotionen drücken kann.

Aus den Schilderungen von Patienten lassen sich in der Regel zahlreiche Beispiele für diese Zusammenhänge finden, die auch als abwärtslaufende Spirale einer sich immer weiter einengenden, trüben, negativen Verfassung aufgefasst werden können (vgl. Abbildung 15).

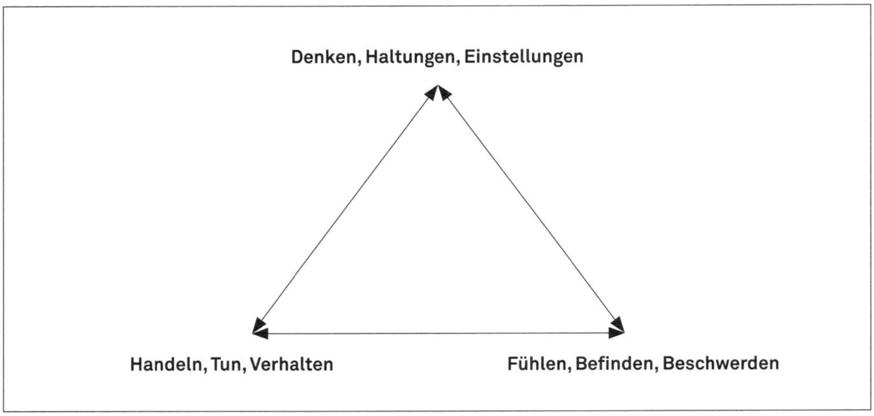

Abbildung 14: Heuristik für die Kognitive Verhaltenstherapie zum Zusammenhang von Handeln, Denken und Befinden

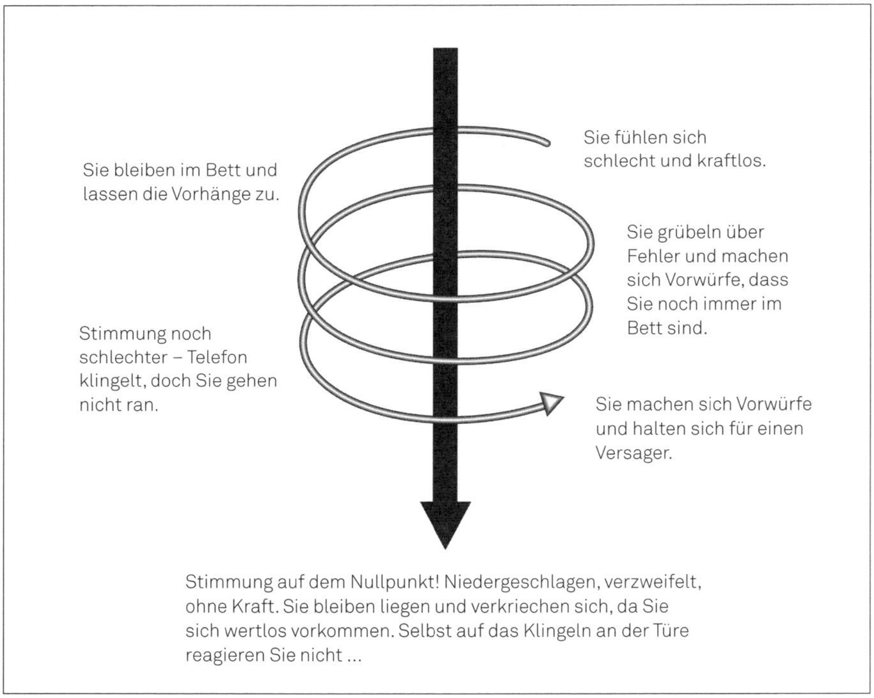

Abbildung 15: Typische Depressionsspirale (abwärtslaufende Spirale der Stimmung, des Denkens und des Verhaltens)

Ziel der KVT bei akuter Depression

Ziel und Aufgabe der Kognitiven Verhaltenstherapie ist es, diese depressive Spirale zu stoppen, umzukehren und eine konstruktive Entwicklung einzuleiten. In Umkehrung der Spirale, die in die Depression führt, gilt es durch die

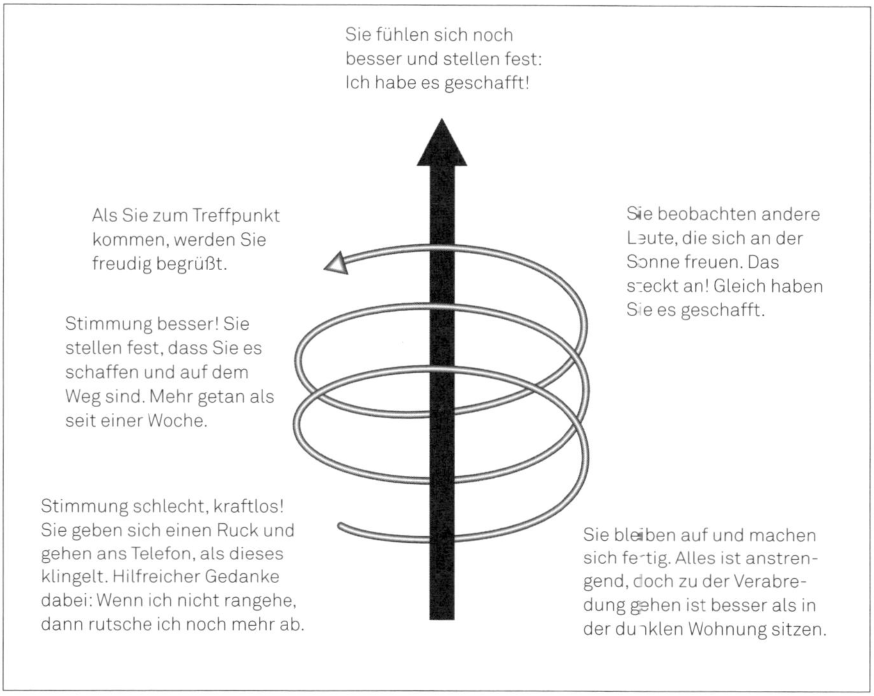

Abbildung 16: Anti-Depressionsspirale (aufwärtsführender Weg aus der Depression, bestehend aus aufbauendem Denken, entschlossenen Handlungen, Selbstlob und sich bessernder Stimmung)

KVT auf der Handlungs- und der kognitiven Ebene Veränderungen zu erzielen, die aus der dysphorischen Stimmung herausführen (vgl. Abbildung 16).

4.5.1.1 Therapeutische Grundelemente und professionelle Rahmenbedingungen

Therapeutische Grundhaltung

Grundlegende Merkmale dieser Psychotherapie akuter Depressionen sind seitens der Therapeuten: Interesse, Bemühen, Neugier, Echtheit und Aufrichtigkeit, Empathie und Verständnis, Akzeptanz und Wärme, doch auch fachliche Kompetenz und professionell-entspanntes Verhalten in der Interaktion. Therapeut und Patient arbeiten zusammen an der Lösung bestimmter Probleme. Dazu strukturieren die Therapeuten den therapeutischen Rahmen, den Inhalt und die Sitzungszeit. Wiederholt fassen sie zusammen, lenken das Gespräch auf zentrale Aspekte und Probleme, geben Rückmeldungen und achten darauf, dass Übungen, Hausaufgaben und eine konkrete Übertragung in die Realität die Sitzung bzw. ein Thema beschließen. Beim Arbeiten an kognitiven Mustern verwirklichen die Therapeuten den sogenannten „sokratischen Fragestil", eine Interaktionsform, die aus gelenkten, offenen Fragen besteht, um den Patienten selbst dazu zu bringen, Widersprüche und den Überzeugungen zuwiderlaufende Erfahrungen zu berichten, zu erkennen und zuzulassen. Dadurch werden Patienten dazu gebracht, selbstständig alternative Sichtweisen und Lösungswege zu überlegen und für eine nachfolgende Prüfung, Erprobung und Einübung bereitzuhaben.

Eigenschaften erfolgreicher Depressionstherapeuten

- Problemorientiert und konkret,
- strukturiert,
- neugierig interessiert,
- verständnisvoll und geduldig,
- sicher und beruhigend,
- aktiv und direktiv,
- alltags- und gegenwartorientiert,
- bewältigungsorientiert,
- informierend und erklärend,
- verwendet Zusammenfassungen,
- erbittet Rückmeldungen.

Sokratische Gesprächsführung

Therapeuten benutzen offene Fragen, um Informationen zu erheben, Zusammenhänge zu erkennen, Ungereimtheiten oder Inkonsistenzen in den Schlussfolgerungen der Patienten aufzuzeigen, ohne diese abzuwerten, bloßzustellen oder sie in die Enge zu drängen. Es werden kurze, prägnante Fragen verwendet, die sich auf unmittelbare Äußerungen des, Patienten beziehen und die diesen zu neuen Ansichten, Einsichten und Erkenntnissen verhelfen.

Geleitetes Entdecken

Sokratische Gesprächsführung mit depressiven Patienten

1. Fragen sollten in der Regel spezifisch und konkret formuliert sein.
2. Fragen, die suggestiv sind oder die mit „Ja“ bzw. „Nein“ beantwortet werden können, sind zu vermeiden.
3. Die Fragen sollten nicht von dem gerade bearbeiteten Problem wegführen.
4. Um Patienten nicht in die Defensive zu drängen oder das Gefühl aufkommen zu lassen, man wolle eine Falle stellen, ist ein „Trommelfeuer“ von Fragen oder eine Art Kreuzverhör zu vermeiden.
5. Therapeuten erfragen detailliert Informationen über geschilderte Symptome der Patienten (Auftretenshäufigkeit und -intensität).

6. Therapeuten erfragen sehr genau von Patienten geschilderte Situationen und Ereignisse (genauer Zeitpunkt, Ort, Beschreibung des Ortes, Beschreibung der beteiligten Personen und deren Verhalten, Verhalten des Patienten, Hintergrund der Ereignisse).
7. Therapeuten erfragen sehr differenziert gefühlsmäßige und physiologische Reaktionen der Patienten in den geschilderten Situationen (z. B. „Wie war die Stimmung vor, während und nach dem Ereignis? Wie verändert sie sich im Laufe des Tages?“).
8. Therapeuten erfragen die Bedeutung eines Ereignisses und die Bedeutung für die Patienten.
9. Therapeuten versuchen, wenn Patienten Schwierigkeiten haben, durch Nachfragen die Situationen plastisch herauszuarbeiten, damit es den Patienten leichter fällt, sich in die Situation neu hineinzuleben.

Die Therapeuten formulieren Fragen um, wenn sie merken, dass die Patienten sie nicht richtig verstehen. Fragen wechseln sich mit reflektierenden Bemerkungen, illustrierenden Beispielen oder zusammenfassenden Sätzen ab. Es werden Fragen benutzt, um Patienten zu helfen, die verschiedenen Aspekte eines Problems zu erkennen. Die Therapeuten benutzen Fragen, um die willkürlichen Schlussfolgerungen und Grundannahmen der Patienten zu prüfen und um alternative Lösungswege eines Problems zu erarbeiten. Es werden Fragen gestellt, um positive und negative Konsequenzen einer geplanten Handlung zu überlegen (z. B. Hausaufgaben zu erledigen, persönliche Aussprachen zu haben, von seiner Arbeit zurückzutreten).

Schlüsselprobleme benennen

Auf zentrale Probleme fokussieren

Therapeuten benennen ein oder zwei Schlüsselprobleme der Patienten. Die Therapeuten erbitten Rückmeldung zu ihrem Verständnis der Probleme durch die Patienten und erbitten weitere relevante Beispiele zu den Schlüsselproblemen bzw. äußern selbst Hypothesen darüber. Die Schlüsselprobleme werden von den Therapeuten klar umrissen und exakt definiert. Sie bemühen sich, spezielle Gedanken, Annahmen, Bilder, Bedingungen und Verhaltensweisen in Zusammenhang mit Schlüsselproblemen zu identifizieren. Die Therapeuten formulieren vom kognitiv-behavioralen Hintergrund ausgehend Hypothesen und erfragen deren mögliche Relevanz. Weiterhin entwickeln sie mit den Patienten gemeinsam Möglichkeiten der Überprüfung des Wahrheitsgehalts spezieller Hypothesen.

Strukturierung

Agenda und Struktur

Das Gesprächsverhalten der Therapeuten bei der Erstellung der Tagesordnung ist aktiv, ohne dominant zu sein. Die Therapeuten stellen Fragen, regen

Themen an, wenn die Patienten sie nicht selbst vorbringen (z. B. „Wäre das ein Punkt, über den wir sprechen sollten?", „Könnten wir uns einmal über dieses Thema unterhalten?", „Lassen Sie uns das doch einmal zum Thema machen. Was halten Sie davon?") und stellen Fragen zur Diskussion. Die Therapeuten sind also immer um die Meinung und die Ansicht der depressiven Patienten bemüht und versuchen nicht, für sie zu denken oder gar für sie zu entscheiden. Folgende Verhaltensweisen sollten Therapeuten bei der Erstellung einer Tagesordnung bedenken: Sie erfragen Erkenntnisse, Probleme und Schwierigkeiten der Patienten bei der Hausaufgabendurchführung und schlagen diese eventuell als Punkt der Tagesordnung vor. Die Therapeuten erfragen Erkenntnisse, Eindrücke, Erlebnisse und Probleme der Patienten als Reaktion auf die letzte Therapiestunde und fragen nach bedeutsamen Ereignissen und Erlebnissen der Patienten in der Zeit nach der letzten Therapiestunde.

Die Therapeuten fragen nach Aufgaben und Ereignissen, die auf die Patienten zukommen werden und über welche weiteren Themenbereiche sie sprechen möchten. Die Therapeuten schlagen die Besprechung von Themen vor, die in der letzten Therapiestunde nur sehr kurz oder nicht mehr behandelt werden konnten, außerdem schlagen sie eigene Themenbereiche vor. Die Therapeuten erstellen gemeinsam mit den Patienten eine Prioritätenliste, wobei entschieden wird, welche Themen in dieser Stunde behandelt und welche auf später vertagt werden sollen. Sie legen gemeinsam eine Reihenfolge der in dieser Stunde zu behandelnden Themen fest. Günstig ist es, noch einmal die erarbeiteten Tagesordnungspunkte zusammenzufassen und dann mit der Bearbeitung des ersten Punktes zu beginnen. Die Therapeuten unterbrechen die Patienten, wenn sie wiederholt abschweifen, und führen sie auf das Thema zurück. Die Therapeuten versuchen, die Struktur der Therapiestunde themen- und zeitmäßig einzuhalten. Wenn wesentliche neue Erkenntnisse und/oder bislang nicht bekannte Problembereiche angesprochen werden, sind sie flexibel genug, nicht das Gespräch abzubrechen und zu einem neuen Punkt überzugehen, sondern sie verfolgen dieses neue wichtige Thema zielorientiert weiter. Die Therapeuten unterbrechen längere Schweigephasen der Patienten.

Übungen zwischen den Sitzungen, Hausaufgaben

Didaktische Elemente: Zusammenfassung, Rückmeldung, Hausaufgaben

Die Therapeuten schlagen Übungen und Hausaufgaben in konkreter Weise vor. Sie fragen Patienten nach möglichen Hausaufgaben zu einem bestimmten Thema. Verschiedene Alternativen an Hausaufgaben werden zusammengetragen. Die Therapeuten geben Begründungen für Sinn und Zweck von Aufgabenvorschlägen. Die Patienten werden über ihre Meinung hinsichtlich einer Übung bzw. der Aufgabenalternativen befragt (Kooperation zwischen Therapeut und Patient). Die Durchführung einer Hausaufgabe wird als „Experiment“ dargestellt (z. B. um verschiedene Sichtweisen (Hypothesen) zu klären und zu einer Entscheidung zu kommen). Materialien zur Durchführung einer Hausaufgabe werden gegeben bzw. erstellt. Die Therapeuten verstärken die Bereitschaft, Übungen durchzuführen oder Ideen für Hausaufgaben zu liefern.

Zusammenfassungen

Die Therapeuten rekapitulieren und reformulieren ab und zu die Probleme, an denen während der Stunde gearbeitet wird. Sie fassen die speziellen Themen und Maßnahmen in Bezug auf ein bestimmtes Problem zusammen oder bitten die Patienten, dies zu tun. Sie fassen Fortschritte der Patienten im Vergleich zu früheren Phasen der Therapie bei der Analyse und Bearbeitung eines Problems zusammen. Die Therapeuten erbitten eine Zusammenfassung am Ende der Stunde bzw. geben selbst eine. Ferner lassen sie am Ende einer Stunde die Patienten die Hausaufgaben kurz zusammenfassen.

Rückmeldung

Erläuterungen und Information wichtig

Die Therapeuten erbitten Rückmeldung zur Therapiestunde und zu den Hausaufgaben. Sie erfragen am Ende der Sitzung Eindrücke und Gefühle der Patienten zur Therapiestunde und zum eigenen Verhalten. Die Therapeuten achten auf ungewöhnliche verbale und nonverbale Reaktionen der Patienten (ungewöhnliche Begriffe, Laute, mimische und gestische Reaktionen usw.) und sprechen darüber. Die Therapeuten geben wiederholt den Patienten Rückmeldung über ihr Verständnis der geschilderten Problemsituationen, Gefühle usw. in Form von Kurzwiederholungen (z. B. „Ich verstehe das jetzt so …“). In bestimmten Situationen erfragen die Therapeuten die Ansichten und Meinungen der Patienten zur Anwendung bestimmter therapeutischer Vorgehensweisen. Sie erbitten Rückmeldung, wenn sie selbst bestimmte Probleme und Ansichten der Patienten aus ihrer Sicht (ihrem Verständnis) wiedergegeben haben und die Patienten sich nicht spontan dazu äußern.

Psychoedukation und Information

Zu den Grundfertigkeiten der Psychotherapeuten gehören Kenntnisse der antidepressiven Pharmakotherapie (vgl. Kapitel 4.1), die Berücksichtigung und Abschätzung der aktuellen Lage (u. a. Suizidalität; vgl. Karte „Indikatoren für akute Suizidalität“ am Ende des Buches), die Leistungs- und Belastungsfähigkeit eines Patienten und die darauf bezogene Abstimmung aller therapeutischen Schritte. Zu Beginn der therapeutischen Arbeit, aber auch in Krisen und depressiven Phasen während der Therapie haben „beruhigende Versicherungen“, aktuelle *Entlastungen* und kurzfristige Vorgaben ihre vorrangige Berechtigung.

Beruhigende Versicherungen schaffen Vertrauen

Beruhigende Versicherungen bei akut depressiven Patienten

- Depressionen sind häufige und viele Menschen betreffende Erkrankungen.
- Depression ist keine Willensschwäche, sondern ein depressiver Mensch „kann" nicht.
- Ursachen einer Depression sind vielfältig und bekannt.
- Depressionen sind gut und erfolgreich behandelbar.
- Es stehen zahlreiche Behandlungsoptionen zur Verfügung.
- Die Wahrscheinlichkeit der vollständigen Genesung ist hoch.

Es ist weiterhin wichtig, die Patienten und die Angehörigen über die Depression aufzuklären, Missverständnisse auszuräumen, Prognose und Verlauf darzustellen sowie über die Behandlungsmöglichkeiten zu informieren. Das zuvor dargestellte Wissen zur Depression kann dafür benutzt und erläuternd vorgestellt werden. Durch diese Psychoedukation werden Ängste ausgeräumt und die Kooperation bei der Psychotherapie wird verbessert. Zur Unterstützung dieser Aufklärung ist es hilfreich, den Betroffenen und ihren Angehörigen die Informationen auch schriftlich mitzugeben. Es liegen verschiedene Informationsbroschüren und Texte vor (u.a. Hautzinger, 2006, 2022). Das in Abbildung 12 dargestellte Modell (vgl. Seite 49) kann in vereinfachter Form (vgl. „Ursachen und Einflussfaktoren einer Depression" im Anhang, Seite 110) im Rahmen der Erläuterung von Ursachen einer Depression benutzt und gemeinsam mit den Patienten erarbeitet werden.

4.5.1.2 Verhaltensänderung und Kompetenzerweiterung

Verhalten und Tun als zentrale und entscheidende Therapieelemente

Die offensichtlich wichtigsten und hilfreichsten Elemente einer Depressionstherapie richten sich auf das Verhalten, das Handeln und das Tun. Neuere Studien zeigen, dass insbesondere die „behavioralen Therapieelemente" vor allem auch bei schwereren Depressionen zu deutlich rascheren und dauerhaften Effekten führen. Hierbei kommen Elemente zum Einsatz, durch die eine direkte Verhaltensbeeinflussung, unmittelbare Hilfe, rasche Veränderungen und Erleichterungen, vermehrte positive Erfahrungen und die Behebung von Verhaltensdefiziten erreicht werden können.

Ziele, die mit diesen Elementen verfolgt werden, sind: (1) Durchbrechen des Teufelskreises von Inaktivität, Passivität, Rückzug und depressiven Symptomen; (2) Aufbau von Handlungen und positiven Aktivitäten; (3) Unterbrechung und Ablenkung von Grübeleien und Gedankenkreisen; (4) Erwerb von neuen Fertigkeiten und Bewältigungsressourcen, um depressives Verhalten und Rückfälle weniger wahrscheinlich zu machen; (5) Rollenspiele, Aktivitätsaufbau und verhaltensorientierte Aufgaben liefern in Form von „Experimenten“ und „Realitätsprüfungen“ wichtige Informationen u. a. für die kognitiven Interventionen.

Tagesstrukturierung und positive Aktivitäten

Tagesstrukturierung, Aufbau positiver Tätigkeiten

Mit zu den ersten therapeutischen Maßnahmen bei akut depressiven Patienten (sowohl im stationären als auch im ambulanten Rahmen) gehört es, auf der konkreten Handlungsebene erste Versuche der Aktivierung zu starten, um damit früh positive Erfahrungen und Verstärkung durch die Therapie zu erreichen. Beim Aktivitätsaufbau geht es einerseits um die Steigerung bzw. den Wiederaufbau positiver Erfahrungen und Aktivitäten, andererseits um die Reduktion eines Übermaßes an negativen, belastenden Erfahrungen. Wichtigstes Instrument dabei ist der Wochenplan (vgl. Vorlage im Anhang, Seite 111). Wird der Patient in der Anfangsphase gebeten, in Form einer täglichen Selbstbeobachtung der Aktivitäten und Ereignisse dieses Protokoll auszufüllen, so dient es später auch dazu, die Tage zu strukturieren und Aktivitäten zu planen.

Viele Patienten machen den Fehler, dass sie sich und die Ereignisse nicht genau beobachten, zu große Zeiträume beurteilen und für die Befindensbeurteilung nur die Kategorien „gut“ und „schlecht“ verwenden. Mit diesem Herangehen gelingt es Depressiven leicht, sich selbst und oft den Therapeuten zu demonstrieren, dass es einem immer schlecht geht, nichts oder immer dasselbe passiert. Diese Art Selbstbeobachtung ist ungeschickt und in keiner Weise zielführend. Daher ist es erforderlich, Patienten anzuhalten, Stunde für Stunde die Ereignisse und Tätigkeiten zu notieren und für diesen Zeitraum auch die Stimmung auf einer mehrstufigen Skala zu notieren. Mehrfach am Tag (etwa alle drei bis vier Stunden) sollen Patienten stichwortartig die Ereignisse, die Aktivitäten und Handlungen während einer Stunde in die Kästchen des Wochenplans (oder eines Tagesplans) fortlaufend über den Tag eintragen. Dazu sollen sie außerdem ihre Stimmung während jeder Stunde z. B. mittels „++“ für sehr gute Stimmung, „+“ für gute Stimmung, „–“ für schlechte Stimmung, „--“ für sehr schlechte Stimmung und „+/–“ für eine Weder-noch-Stimmung markieren. Denkbar ist auch die Verwendung des Schulnotensystems zur Befindensbeurteilung in jeder Stunde. Nur auf diese Art und Weise gelingt es Stimmungsvariationen, Muster bei den Stimmungstiefs sowie den Einfluss, den Aktivitäten bzw. Ereignisse auf das Befinden haben, zu erkennen.

Konnte mit den Patienten gemeinsam anhand der Aufzeichnungen im Wochenplan der Zusammenhang von Handeln, Tun und Befinden sowie Stimmung herausgearbeitet werden, dann gilt es als nächstes, persönlich wichtige, verstärkende Aktivitäten zusammenzutragen, damit diese vermehrt in den Alltag eingebaut werden können.

Eine Liste möglicher Verstärker und angenehmer Aktivitäten (es sind zahlreiche Listen im Umlauf bzw. in den Therapiemanualen zu finden – vgl. Haut-

Meine persönliche Liste angenehmer Aktivitäten
1. Tagträumen 2. In der Sonne ein Nickerchen machen 3. Campen 4. Im Netz surfen 5. Telefonieren 6. Mit dem Zug fahren 7. Bei Amnesty International mitarbeiten 8. Computer spielen 9. Ins Thermalbad gehen 10. Nachdenken 11. Kinder, Enkel treffen 12. In der Eckkneipe Leute treffen 13. Eine neue Person kennenlernen 14. Naschen 15. Grillen 16. Elegante Kleidung tragen 17. Einkaufsbummel machen (ohne zu kaufen) 18. Krankenbesuch machen 19. Schwätzchen halten 20. Jemanden loben 21. Guten Wein trinken 22. Klaviermusik hören 23. Bücherei besuchen und in Büchern schmökern 24. Zeitung lesen 25. Kaminfeuer anzünden

Abbildung 17: Beispiel für eine Liste angenehmer Aktivitäten

zinger, 2021; Hoyer & Krämer 2018) hilft, in dieser Phase genügend Ideen und Anregungen für diese allmähliche, sukzessive Steigerung der Aktivitäten verfügbar zu haben. Ziel dieser Sammlung ist es, eine ganz persönliche Liste verstärkender, angenehmer Aktivitäten zusammenzustellen (vgl. Abbildung 17 für ein Beispiel) und diese dann allmählich mit Hilfe des Wochenplans in den Alltag einzubauen.

Balance von Pflichten und angenehmen Tätigkeiten

Patienten, die trotz ihrer Depression einen „vollen" Tag haben, muss oft erst geholfen werden, zu erkennen, dass die bisherigen Aktivitäten „Pflichten", d.h. wenig geliebte, nicht verstärkende Handlungen sind, die eingeschränkt und reduziert werden müssen, um Platz für verstärkende, Stimmung aufhellende Aktivitäten zu schaffen. Eine Möglichkeit ist, in den Wochenplan bereits alle „Pflichten" bzw. unangenehmen Tätigkeiten der nächsten Tage einzutragen (und die Stundenkästchen „rot" zu markieren). Es ist dann die Aufgabe, pro Tag genauso viele Stunden mit angenehmen Aktivitäten zu füllen, wie mit Pflichten bzw. Unangenehmem gefüllt sind. Markiert man die angenehmen Stunden „blau", dann sollten sich die roten und blauen Stunden über den Tag hinweg abwechseln bzw. dieselbe Fläche pro Tag ausmachen.

Diese Liste angenehmer Aktivitäten kann auch als „Test" eingesetzt werden, indem die Patienten gebeten werden, jede in der Liste enthaltene Aktivität nach der Annehmlichkeit („Wie angenehm ist jede Aktivität für Sie?") zu beurteilen. Für die Therapie besonders relevant, d.h. Stimmung aufhellend, sind hoch angenehme Aktivitäten, die selten, nie oder schon lange nicht mehr durchgeführt wurden. Diese sind dann, ohne Überforderung der Patienten, allmählich in den Alltag einzubauen. Es hat sich als günstig erwiesen, wenn während dieser Phase des Aktivitätsaufbaus bzw. der besseren, befindensfreundlicheren Tagesstrukturierung der Wochenplan konstant weitergeführt wird. Darin sollten dann die geplanten und die zusätzlich unternommenen angenehmen Aktivitäten, doch auch alle anderen Tagesereignisse und die Stimmung eingetragen werden. Diese Protokollierung muss dann in den Therapiesitzungen verstärkt, besprochen und u.U. verändert werden. Aus diesen Wochenplänen erfährt man neben den Stärken, Ressourcen und Fortschritten sehr zuverlässig die Probleme im Alltag, wiederkehrende Konflikte, Stimmungseinbrüche, Unsicherheiten und Verarbeitungsmuster.

Verbesserung sozialer Kompetenz

Verbesserung von sozialer Sicherheit, Kontaktverhalten, Kommunikationsfertigkeiten

Die sozialen Beziehungen sind bei depressiven Patienten häufig belastet. Soziale Kontakte sind verkümmert, soziales Verhalten ist gehemmt und reduziert. Bei vielen Patienten reicht allein die Behebung der Depression nicht aus, um dieses Brachliegen der sozialen Interaktionen und Interaktionsfähigkeiten zu überwinden. Der Aufbau und die Verbesserung von sozialer Sicherheit, Kontaktverhalten, Kommunikationsfertigkeiten und partnerschaftlichen Problembewältigungsfertigkeiten gehört daher mit zu einer erfolgversprechenden kognitiven Verhaltenstherapie. Die wesentlichen Mittel dabei sind das Rollenspiel und die Verhaltensübung, die Einbeziehung des Partners und der Familie.

Durch dieses Behandlungselement sollen die Patienten in die Lage versetzt werden, ihre persönlichen Wünsche und Ansprüche in der sozialen Umwelt angemessen durchzusetzen. Dazu gehört, dass die Patienten eigene Wünsche und Ansprüche erkennen, benennen und akzeptieren lernen. Es ist ferner nötig, auch die Bedürfnisse der Sozialpartner bzw. die Besonderheiten der sozialen Situation wahrzunehmen, anzuerkennen und mit in die Handlungsplanung einzubeziehen. Da depressive Patienten sich selbst und ihrer Umwelt häufig sehr negativ und verbittert gegenüberstehen und es nicht fertigbringen, positive Äußerungen zu machen, ist es zunächst nötig, mit den Patienten positive selbstbezogene und partnerbezogene Äußerungen (z.B. Komplimente, Selbstlob, Äußern positiver Gefühle) zu trainieren. Ähnlich wichtig ist die Fertigkeit, soziale Kontakte, Gespräche und Aktivitäten selbstständig zu initiieren, aufrechtzuerhalten, eigene Interessen einzubringen und zu gestalten. Wiederholte, zunächst vorsichtig beginnende und sich allmählich steigernde Rollenspiele (mit Videoaufzeichnung) sind hier das zentrale therapeutische Vorgehen.

Das Rollenspiel einer bestimmten Situation wird mit der ständigen Verstärkung und den erforderlichen Korrekturen so lange geübt, bis das vorher festgelegte Ziel erreicht ist. Elemente sozial kompetenten Verhaltens sind im folgenden Kasten zusammengefasst. Schon bei der Herausarbeitung einer im Rollenspiel bearbeitbaren Situation sollte darauf geachtet werden, dass die Verhaltensweisen später in die Realität übertragen werden können. In-vivo-Übungen sind daher eine wichtige Ergänzung der Rollenspiele. Die Übertragung in die Realität stellt oft eine große Hürde dar. Bei den anfänglichen Übungen in der Lebenswelt der Patienten ist auf eine nicht überfordernde, zu Misserfolgen führende Aufgabenstellung zu achten. Mögliche Hindernisse und Schwierigkeiten sind vorab zu klären. Nur die im Rollenspiel bereits gut beherrschten Verhaltensweisen in Situationen, bei denen die Sozialpartner eher mit Zustimmung als mit Ablehnung reagieren, sollten Gegenstand der Hausaufgaben werden.

Merkmale selbstsicheren Verhaltens

Beurteilung sozial kompetenten Verhaltens

Eine Voraussetzung für die Verbesserung sozialer Fertigkeiten ist die adäquate und realistische Einschätzung der Stärken und Schwächen eines Patienten im sozialen Umgang mit anderen Menschen. Neben der Erfassung der individuellen Zielvorstellungen ist dies die Grundlage für die Entscheidung, welche Inhalte und Methoden zur Verbesserung der sozialen Kompetenz gewählt werden.

Bei der direkten Beobachtung des Patientenverhaltens sollte man sich an folgenden Kriterien orientieren:

1. Verbale Komponente (Fragen stellen, beantworten, Gefühle ausdrücken, auf andere eingehen, loben).
2. Nonverbale Komponente (Stimmlage, Stimmvolumen, Flüssigkeit, Blickkontakt).
3. Motorisches Verhalten (Gestik, Mimik, Körperhaltung, unruhige, zappelige, fummelnde Bewegungen).
4. Interaktive Komponenten (zuhören, verstehen, wahrnehmen).
5. Inhaltliche Komponente (Ich- vs. Man-Äußerungen, komplizierte vs. einfache Sätze).

Es sollte nie auf alles gleichzeitig eingegangen werden. Aufgabe ist es, ermutigend, aufbauend und verstärkend zu sein. Ideal sind kurze Rollenspiele und zahlreiche Wiederholungen mit kleinen Verbesserungen.

Verbesserung partnerschaftlicher Kommunikation

Einbezug des Partners

Probleme im Bereich sozialer Interaktionen ergeben sich häufig durch Schwierigkeiten im Umgang mit engen Sozialpartnern, der Familie und dem Ehepartner. So sind Menschen mit Depressionen im Umgang mit engen Bezugspersonen häufig verbittert, reizbar, ablehnend, passiv, klagsam, pessimistisch, lustlos und äußern negative Zukunftserwartungen. Dies führt leicht zu Entmutigung, Rückzug und Entfremdung zwischen den Partnern und Familienangehörigen. Es ist daher im Rahmen einer Depressionstherapie oft nötig, – unter Einbeziehung der Angehörigen – das Interaktions- und Kommunikationsverhalten zwischen Familienmitgliedern und Partnern zu bearbeiten. Auch hier hat sich das Üben an konkreten Situationen und Verhaltensweisen bewährt. Wichtige Bestandteile partnerschaftlicher Gespräche sind (a) aktives, aufmerksames und akzeptierendes, verstärkendes Zuhören, (b) richtiges Verstehen, Wahrnehmungsprüfungen, Informationssuche durch Rückfragen, (c) Paraphrasieren (ohne zu analysieren bzw. zu interpretieren), Wiederholen der Partneräußerungen mit eigenen Worten, (d) Mitteilung der eigenen Gefühle und Empfindungen in Bezug auf die Partneräußerungen, (e) Verstärkung von positivem Verhalten, Aufbau von positiven Kommunikations- und Interaktionselementen, (f) Äußern von Störungen, Kritik ohne Vorwurf und (g) Herausarbeiten von Kompromissen (vgl. Kasten). Diese Übungen sind durch häufige Rollenwechsel der Partner bzw. der Familienangehörigen gekennzeichnet (Engl & Thurmaier, 2020).

Regeln für reziproke und partnerschaftliche Kommunikation

Regeln für partnerschaftliche Kommunikation und Interaktion

- Aktiv zuhören.
- Rückfragen, nach Informationen suchen.
- Paraphrasieren.
- Gefühle des Gegenübers ansprechen.
- Eigene Gefühle ansprechen.
- Positives Verhalten des Gegenübers verstärken.
- Ohne Vorwürfe Kritik, Störungen anmelden.
- Konflikte besprechen (aktiv zuhören, paraphrasieren).
- Kompromisse suchen und herausarbeiten.
- Lieber Interaktion abbrechen, anstatt es zur Eskalation kommen zu lassen.

Aus diesen Kompetenz- und Kommunikationsübungen ergeben sich zahlreiche, konkrete Gelegenheiten, über Befürchtungen, Einstellungen, Attributionen usw. zu sprechen, diese genauer zu erkennen und parallel einer Bearbeitung (mittels kognitiver Methoden) zuzuführen. Hierbei hat sich ein Gruppensetting bewährt. Sollte es irgendwie möglich sein (meist ist es leichter im stationären Rahmen), sollte die Arbeit an sozialen Fertigkeiten getrennt von einer Einzeltherapie in einer speziellen Gruppe durchgeführt werden. Dabei können an einem entsprechenden Training sozialer Kompetenz in der Gruppe auch Patienten mit anderen Störungsbildern teilnehmen.

4.5.1.3 Kognitive Methoden

Zusammenhang von Denken, Fühlen und Handeln erkennen

Vorbereitend für die Anwendung kognitiver Methoden ist eine verständliche und an den persönlichen Erfahrungen des Patienten ansetzende Information und Erklärung dessen, was Kognitionen sind, welche Rolle sie spielen und welche Auswirkungen sie für das emotionale Erleben und Verhalten haben. Grundsätzlich ungünstig ist es, den depressiven Patienten unterstellen zu wollen, dass sie falsch oder irrational denken. Die automatisch ablaufenden kognitiven Prozesse sind das Ergebnis von Lernen und Sozialisation, nicht der Ausdruck von Absicht oder Unvermögen. Trotz allem kann man bei genauer Analyse zu dem Urteil kommen, dass bestimmte kognitive Mechanismen unlogisch, verzerrt und situationsunangemessen sind. Depressive Menschen leiden aufgrund ihrer Krankheit und aufgrund der persönlichen Lerngeschichte in bestimmten Lebensbereichen an unterschiedlichen gedanklichen Verzerrungen (vgl. Tabelle 9). Es ist therapeutisch hilfreich, mit den Patienten die für sie zutreffenden Verzerrungen zu benennen und ihnen so eine Hilfe an die Hand zu geben, im Alltag emotionale Einbrüche auf die kognitiven Blockaden zurückzuführen. Wesentlich ist dann, die Art und Weise des Denkens in ganz konkreten Zusammenhängen zu erkennen, die Verbindung des Denkens zu den Gefühlen und körperlichen Symptomen herauszufinden und immer wieder die Adäquatheit und den Realitätsgehalt der Gedanken zu hinterfragen bzw. zu testen.

Tabelle 9: Gedankliche Verzerrungen und idiosynkratische Denkfehler vieler Menschen mit einer Depression

Alles-oder-nichts-Denken	Du siehst alle Dinge in Schwarz-Weiß-Kategorien. Sobald deine Leistung nicht ganz so perfekt ist, siehst du dich als totalen Versager an.
Übertriebene Verallgemeinerung	Du siehst ein einzelnes negatives Ereignis als Modell einer unendlichen Serie von Niederlagen.

Tabelle 9: Fortsetzung

Geistiger Filter	Du greifst dir ein einzelnes negatives Detail heraus und suhlst dich ausgiebig darin, sodass dein gesamtes Wirklichkeitsbild getrübt wird, genauso, wie ein Tropfen Tinte einen ganzen Becher Wasser einfärbt.
Abwehr des Positiven	Du weist positive Erfahrungen ab, indem du darauf bestehst, dass sie aus irgendeinem Grund „nicht zählen". Auf diese Weise kannst du deine negative Grundüberzeugung aufrechterhalten, die ganz im Gegensatz zu deinen alltäglichen Erfahrungen steht.
Voreilige Schlussfolgerungen	Du gelangst zu negativen Interpretationen, auch wenn keine unumstößlichen Tatsachen vorhanden sind, die deine Schlussfolgerung erhärten können. • *Gedankenlesen:* Du bildest dir ein, dass dir jemand ablehnend gegenübersteht, und machst keinerlei Anstalten, dir darüber Klarheit zu verschaffen. • *Falsche Vorhersagen:* Du erwartest, dass die Dinge sich ungünstig entwickeln werden, und du bist überzeugt, dass deine Vorhersage eine bereits feststehende Tatsache ist.
Über- und Untertreibung	Du überschätzt die Wichtigkeit bestimmter Dinge (z. B. einen deiner Fehler oder die Leistung eines anderen) oder unterschätzt andere Aspekte so stark, dass sie schließlich ganz winzig erscheinen (z. B. deine eigenen Fähigkeiten oder die Schwächen anderer Leute).
Emotionale Beweisführung	Du nimmst an, dass deine negativen Gefühle notwendigerweise genau das ausdrücken, was wirklich geschieht: „Ich fühle es, also muss es wahr sein."
Wunschaussagen	Du versuchst, dich mit Aussagen wie „man sollte" oder „man sollte nicht" zu motivieren. Anforderungen, wie „man muss" oder „es hätte sich gehört" gehören ebenfalls dazu. Durch den Druck, der dadurch entsteht, fühlst du dich aber teilnahmslos.
Etikettierungen	Hierbei handelt es sich um eine besonders übertriebene Form der Verallgemeinerung. Anstatt dir über deinen Irrtum klarzuwerden, drückst du dir ein negatives Etikett (Selbstbeschreibung) auf. Es lautet: „Ich bin ein ewiger Verlierer". Wenn das Verhalten eines anderen bei dir Anstoß erregt, gibst du ihm ein negatives Etikett: „Er ist ein Vollidiot!". Falsches Etikettieren bedeutet, ein Ereignis mit einer ungenauen und emotional aufgeladenen Sprache zu beschreiben.
Dinge persönlich nehmen	Du glaubst, für ein negatives äußeres Ereignis verantwortlich zu sein, obwohl du damit in Wirklichkeit gar nichts zu tun hast.

Entdecken, Protokollieren automatischer Gedanken als erster Schritt

Der erste Schritt zur Bearbeitung kognitiver Prozesse ist daher die Entdeckung, das Beobachten und Protokollieren von automatischen Gedanken in relevanten und zentralen Problembereichen. Ausgangspunkt sind dabei die Empfindungen, Gefühle und Stimmungen, auch Beschwerden in einem konkreten Zusammenhang, etwa einer Situation oder einer Sensation, also internen und externen Auslösern. Der Patient soll sich die auslösende Sache nochmals genau vorstellen und seine Gefühle zurückerinnern. Während dies geschieht, bitten die Therapeuten die Patienten alles zu äußern, was ihnen zu dieser Vorstellung einfällt, durch den Kopf geht, bildhaft erscheint usw. Bevorzugt benutzt man für das Festhalten dieser Kognitionen das „Tagesprotokoll für negative Gedanken" (vgl. Anhang, Seite 112), das aus fünf Spalten besteht: (1) auslösender Reiz, Situation, (2) Gefühle, Empfindungen, (3) automatische Gedanken, (4) alternative, angemessene (hilfreiche) Gedanken, (5) erneutes Gefühlsurteil (Ergebnis) aufgrund der alternativen, angemessenen Gedanken. Das anfängliche Beobachten und Protokollieren automatischer Gedanken füllt die ersten drei Spalten dieses Arbeitsblattes. Patient und Therapeut lernen auf diese Weise zu erkennen und zu benennen, welche automatischen Gedanken, welche kognitiven Fehler und immer wiederkehrenden Themen im Zusammenhang mit bestimmten Auslösern auftreten.

Eine Vielzahl von kognitiven Techniken (vgl. Tabelle 10) ist vorgeschlagen worden (Hautzinger & Pössel, 2017), um die so zutage tretenden automatischen Gedanken und Themen, später auch die Grundüberzeugungen zu beeinflussen. Grundlage all dieser Strategien ist das geleitete Entdecken durch geschicktes Fragen des sokratischen Interaktionsstils, wie es oben bereits beschrieben wurde (vgl. Seite 62). Wesentliche Methoden für die Änderung kognitiver Muster sind: Überprüfung und Realitätstesten, Experimentieren, Reattribuierung, kognitives Neubenennen, Alternativen finden, Rollentausch, Kriterien prüfen, Was-ist-wenn-Technik, Übertreiben, Entkatastrophisieren, Vorteile und Nachteile benennen usw.

Zahlreiche kognitive Techniken verfügbar

Tabelle 10: Kognitionsverändernde Techniken (nach Hautzinger & Pössel, 2017)

	Gedankliche Verzerrungen	Kognitive Interventionen
Übergeneralisierung	Wenn es in einem Fall stimmt, dann trifft es in jedem ähnlichen Fall auch zu.	Aufdecken der mangelhaften Logik. Suche nach Kriterien, welche Fälle „ähnlich" sind bzw. in welchem Ausmaß sie es sind.
Selektive Abstraktion	Die einzigen Ereignisse, die zählen, sind Misserfolge, Entbehrungen usw. Man sollte sich an Irrtümern und Schwächen messen.	Den Patienten Buch führen lassen, um die von ihm unbeachteten Erfolge identifizieren zu können.

Tabelle 10: Fortsetzung

	Gedankliche Verzerrungen	Kognitive Interventionen
Übertriebenes Verantwortungsgefühl	Ich bin verantwortlich für jedes Misslingen, Versagen usw.	Reattribuierung, alternative Erklärungen zusammentragen.
Annehmen einer zeitlichen Kausalität, Vorhersage ohne zeitliche Evidenz	Wenn es in der Vergangenheit zutraf, wird es immer zutreffen.	Aufdecken der mangelhaften Logik. Benennen von Faktoren, die das Ergebnis ungeachtet früherer Ereignisse beeinflussen können.
Bezugnahme auf die eigene Person	Ich stehe im Mittelpunkt der allgemeinen Aufmerksamkeit.	Benennen von Kriterien, um festzustellen, wann und unter welchen Bedingungen der Patient im Mittelpunkt der Aufmerksamkeit steht.
Katastrophisieren	Denke immer an das Schlimmste. Es wird dir sicher zustoßen.	Kalkulieren realistischer Wahrscheinlichkeiten. Konzentration auf Ereignisse, bei denen nicht das Schlimmste eintraf.
Dichotomes Denken	Es gibt nur zwei extreme Beurteilungskriterien (schwarz oder weiß, gut oder schlecht).	Demonstrieren, dass Ereignisse anhand eines Kontinuums beurteilt werden.

Änderung kognitiver Muster: ein langsamer Prozess

Der Prozess der Änderung kognitiver Muster ist meist ein langsamer, mit vielen Rückschlägen. Die alten, gewohnten Denkmuster greifen, vor allem in belastenden, kritischen Situationen rasch (automatisch) und determinieren das emotionale Erleben. Die neuen Einstellungen und Denkweisen müssen geübt und wiederholt angewandt werden, bevor daraus neue automatische Gedanken bzw. Grundüberzeugungen werden. Über viele Therapiesitzungen und Monate des selbstständigen Übens durchlaufen Patienten daher immer wieder die Schritte: Negative Stimmung wahrnehmen, auf Auslöser beziehen, automatische Gedanken erkennen, zentrale negative Gedanken hinterfragen und umformulieren. Dabei sollen Patienten allmählich die zunächst von Therapeuten angewendeten Techniken selbstständig auf sich anwenden lernen.

Im Laufe des Bearbeitens situationsnaher, sogenannter „automatischer Gedanken" erkennt man allmählich kognitive Muster und wiederkehrende Überzeugungen. Diese bezeichnet man auch als „Grundannahmen" oder Überzeugungen, Regeln und Pläne, die handlungssteuernd wirken. Diese Grundannahmen sind bei Patienten häufig sehr extrem ausgestaltet, rigide formuliert und dysfunktional für die Problembewältigung. Als diagnostische

Hilfe, um an diese kognitive Ebene heranzukommen, kann die „Skala dysfunktionaler Einstellungen" (Hautzinger, Joormann & Keller, 2006) verwendet werden. Diese Grundüberzeugungen sind in ähnlicher Weise wie automatische Gedanken, z.B. mittels des Protokolls negativer Gedanken, durch Einsatz sokratischen Hinterfragens, durch Neuformulieren und Realitätsprüfen, verändernd zu bearbeiten.

4.5.1.4 Vorbereitung auf Krisen, Notfallplanung, Erfolgssicherung

Notfallplanung, Krisen meistern lernen

Patienten sollen durch die Kognitive Verhaltenstherapie in die Lage versetzt werden, mit zukünftigen depressiven Beschwerden, Krisen und möglichen Rezidiven selbstständig umzugehen. Dazu werden die Patienten gegen Therapieende darauf vorbereitet. Es wird trainiert, das bislang Gelernte verfügbar zu haben und bei Belastungen anzuwenden. Es werden wahrscheinliche Belastungen und Krisen angesprochen und die Möglichkeit der selbst gesteuerten Überwindung durchgesprochen. Entscheidend ist es, den Patienten die in der Therapie verwendeten Materialien mitzugeben, um sie als zukünftige Hilfsmittel verfügbar zu haben. Bewährt hat sich, mit Patienten bereits einen Notfallplan mit mehreren Schritten und abgestuften Maßnahmen festzulegen und schriftlich festzuhalten.

Als günstig erwiesen hat sich ferner, die Therapiekontakte allmählich auszublenden, immer größere Abstände zwischen den Sitzungen zu wählen und über einen Zeitraum von einem Jahr (oder länger) bei Krisen und Stimmungseinbrüchen des Patienten verfügbar zu sein. Durch diese „Booster"-Sitzungen können aktuelle Rückschläge bearbeitet und mit den bereits erworbenen Strategien bewältigt werden. Oft reicht die therapeutische Unterstützung, die gemeinsame Problemanalyse und Planung der Problembewältigung in einer Sitzung aus, um auf den neuen, nicht depressiven Weg zurückzufinden.

4.5.1.5 Gruppentherapie bei akuter Depression

Gruppentherapie für Jugendliche und für Ältere

Gruppentherapie ist vor allem im stationären Rahmen eine weitverbreitete psychotherapeutische Behandlungsform akut depressiver Patienten. Ziele derartiger Gruppentherapien mit depressiven Patienten sind: Schaffung von Zusammengehörigkeit und Kohäsion, Vertrauen und Offenheit, soziale Unterstützung, kooperative Arbeitshaltung; Vermittlung eines realistischen Krankheitsmodells mit der Betonung der Mitwirkung der Patienten beim Veränderungsprozess; Konkretisierung von Zielen und Teilschritten; Förderung der Einsicht in Zusammenhänge der Erlebens-, Verhaltens- und Gedankenebene; Vermittlung von Methoden zum Aufbau von positiven Aktivitäten, der Erweiterung von Kompetenzen, der Identifikation und Modifikation von depressogenen Kognitionen.

Es ist möglich, die Therapiegruppen mit akut depressiven Patienten als offene Gruppen zu führen. Die drei zentralen Elemente der KVT, Aktivitätsaufbau, Verbesserung sozialer Kompetenzen und Bearbeitung kognitiver Verarbeitungsmuster, können als in sich geschlossene Module, z. B. jeweils über vier bis fünf Gruppensitzungen, angeboten werden. Zur Vorbereitung und Heranführung neuer Patienten sind ein bis zwei Einzelkontakte nötig, bei denen die zugrunde liegende Begründung, die Ziele und die Passung der Gruppentherapie an die persönliche Lage eines Patienten durchgearbeitet werden. Die Patienten nehmen dann an der Gruppentherapie teil und bearbeiten je nach Aufnahmezeitpunkt in unterschiedlicher Abfolge die drei zentralen Module (vgl. Kapitel 4.5.1) der KVT. Den Abschluss bildet dann wieder ein Einzelkontakt, um die Rückfallprophylaxe, die Vorbereitung auf Krisen und die Notfallplanung individuell gestalten zu können.

Es bietet sich an, eine stationäre Gruppentherapie ambulant über einen gewissen Zeitraum fortzuführen, um die Umsetzung des Gelernten in den Alltag, die Anpassung an eintretende Belastungen zu ermöglichen, Rückfall- und Krisenpläne zu erarbeiten sowie die Familie bzw. die Partner mit einzubeziehen.

Gruppenmaterialien und Gruppenkonzept kostenlos zugänglich

Im Rahmen des Kompetenznetzes Depression wurde ein Gruppenkonzept für die ambulante Therapie akuter Depressionen (leicht- bis mittelgradige Ausprägung) entwickelt und wissenschaftlich evaluiert. Das aus einem einführenden Einzelkontakt und neun Gruppensitzungen bestehende Programm ist für offene Gruppen konzipiert, strukturiert, manualisiert und arbeitet mit Materialien (vgl. Tabelle 11). Das Gruppenprogramm kommt bei akut depressiven Patienten sehr gut an. Therapeuten können die Materialien und die Struktur des Therapieprogramms ergänzend zur Einzeltherapie nutzen. Die kurz- und längerfristigen Effekte sind bedeutsam und ähnlich gut wie Sertralin (SSRI) (Hegerl et al., 2010).

Tabelle 11: Gruppenprogramm „Minor Depression“

Sitzungen	Inhalte, Themen	Übungen, Aufgaben	Materialien
Einzel-kontakt	Informationen über den Ablauf der Gruppentherapie und Aufklärung über die Entstehung von Depressionen • Symptome • Ursachen und Entstehung • Auswirkungen von Depression	• Lesen der Aufklärungsbroschüre • je nach Stand der Gruppe	• Broschüre • Multifaktorielles Modell • Stress und Depression • Dreieck: Denken – Fühlen – Handeln

Tabelle 11: Fortsetzung

Sitzungen	Inhalte, Themen	Übungen, Aufgaben	Materialien
Modul 1 Sitzung 1	Der Zusammenhang zwischen Aktivität und Stimmung • Die Stimmungsspirale • Der Zusammenhang von niedergeschlagener Stimmung und Aktivitäten • Angenehme Aktivitäten • Pflichten	• Wochenplan • Liste angenehmer Aktivitäten • Angenehme Aktivität durchführen	• Liste angenehmer Aktivitäten • Waagemodell • Wochenplan
Modul 1 Sitzung 2	Selbstverstärkung • Besprechen der Liste angenehmer Aktivitäten und Schwierigkeiten beim Umsetzen von Aktivitäten • Verstärkung und Selbstverstärkung	• Persönliche Liste angenehmer Aktivitäten • Für Tätigkeiten belohnen • Wochenplan	• Modell der operanten Konditionierung
Modul 1 Sitzung 3	Vertiefung des Aktivitätsaufbaus • Wiederholung der letzten Sitzung	• Angenehme Aktivität umsetzen • Wochenplan	• Persönliche Liste positiver Aktivitäten • Wochenplan
Modul 2 Sitzung 4	Kognitives Modell • Der Einfluss von Gedanken auf die Stimmung	• Protokollierung von Gedanken mithilfe der 3-Spalten-Technik	• 3-Spalten-Technik • Beispiele
Modul 2 Sitzung 5	Andere Sichtweisen: Die ABC-Technik und Alternativgedanken • Erweiterung der ABC-Technik auf 5 Spalten	• ABC-Technik mit 5-Spalten	• 5-Spalten-Protokoll
Modul 2 Sitzung 6	Vertiefung der ABC-Technik • ABC-Technik mit 5 Spalten	• ABC-Technik mit 5 Spalten • Soziale Situationen	• 5-Spalten-Protokoll
Modul 3 Sitzung 7	Soziale Kompetenzen: Einführung und „Recht durchsetzen“ • Definition: soziale Kompetenz • Kriterien „Recht durchsetzen“	• In-vivo-Übung: Recht durchsetzen	• Sicheres, unsicheres und aggressives Verhalten • Recht durchsetzen

Tabelle 11: Fortsetzung

Sitzungen	Inhalte, Themen	Übungen, Aufgaben	Materialien
Modul 3 Sitzung 8	Situationstyp „Beziehungssituationen" • Kriterien „Beziehungssituationen"	• In-vivo-Übung: Ein Gefühl äußern	• Arbeitsblatt „Beziehungen"
Modul 3 Sitzung 9	Situationstyp „Sympathie gewinnen" • Kriterien „Sympathie gewinnen" • Gespräche führen	• In-vivo-Übung: Ein Gespräch beginnen • Wochenplan	• Arbeitsblatt „Sympathie gewinnen"

4.5.1.6 Kognitive Verhaltenstherapie bei akuten Depressionen im höheren Lebensalter

Depressive Störungen im Alter treten mit großer Wahrscheinlichkeit dann auf, wenn ältere Menschen an alten Zielvorstellungen, die nun nicht länger realisierbar sind, festhalten, persönliche Anspruchsniveaus weiterhin hoch sind bzw. sich den veränderten Gegebenheiten nicht entsprechend anpassen, es zur Bewältigung der neuen Situation an Fertigkeiten, instrumentellen Verhaltensweisen, Problemlösestrategien und sozialer Unterstützung fehlt und damit die veränderte Umwelt noch weniger kontrollierbar erlebt wird. Durch den Prozess des Älterwerdens in unserer Gesellschaft geht eine ganze Reihe positiver Verstärker verloren, besonders dann, wenn früher nur eine Verstärkerquelle dominierte (z.B. Arbeitstätigkeit, Ehepartner), die nun möglicherweise nicht länger erreichbar ist. Der somit eintretende eingeschränkte Lebensbereich wird zu einer gleichförmigen Stimulussituation, was zu einer Sättigung der verbliebenen Verstärker beiträgt und eine weitere Erhöhung der aversiven Lebenslage bedingt. Liegen zudem in der früheren Lerngeschichte wiederholte Erfahrungen der Hilflosigkeit, des Pessimismus und des Fatalismus, dann tragen diese Einstellungen, verbunden mit internaler, stabiler und unveränderbarer Ursachenzuschreibung der negativen Erfahrungen und Misserfolge zur Verschlimmerung der eingetretenen Lage bei.

Die unter Kapitel 2 vorgestellten und diskutierten Erklärungsmodelle des Verstärkerverlusts, der erlernten Hilflosigkeit, der dysfunktionalen Einstellungen und der depressionsförderlichen Persönlichkeitszüge, verbunden mit Belastungen und negativen Lebensbedingungen, lassen sich zum Verständnis akut depressiver Entwicklungen im höheren Lebensalter heranziehen.

Kognitive Verhaltenstherapie bei akuten Depressionen im Alter setzt an den hier angedeuteten kritischen Punkten an. Ziele psychologischer Intervention reichen von der Etablierung kurzfristiger Maßnahmen (wie Krisenintervention, unmittelbare Unterstützung, Problemlösung, Motivierung) über informierende und koordinierende Maßnahmen (wie Aufklärung, Planung und Versorgung mit Möglichkeiten der Hilfe), bis hin zu mittel- und längerfristigen psychotherapeutischen Maßnahmen in Form von Einzel- und Gruppentherapien innerhalb oder außerhalb von Institutionen.

Überzeugende Evidenzen für die Musterbeispiele

Das konkrete Vorgehen einer Gruppentherapie bei Depressionen im Alter ist in Tabelle 12 dargestellt. Das Gruppenprogramm für depressive ältere Patienten, das als ambulantes oder stationäres Angebot entwickelt wurde, liegt mitsamt allen Materialien und Anleitungen vor (Hautzinger, 2016) und hat sich inzwischen mehrfach in kontrollierten Studien bewährt.

Tabelle 12: Struktur eines Gruppenprogramms für ältere Menschen mit akuten Depressionen

Struktur und Vorgehen bei Gruppen für depressive Ältere

1. Sitzung	Verständnis von Depression, Zusammenhang von Denken, Handeln und Fühlen
2. Sitzung	Problem- und Verhaltensanalyse
3. Sitzung	Zusammenhang von vorausgehenden und nachfolgenden Bedingungen, Verhaltenskontrolltechniken
4. Sitzung	Entspannungstraining (PMR) als Methode zur Kontrolle des „Fühlens"
5. Sitzung	Handeln, Tun und Stimmung, Auswertung der Liste angenehmer Aktivitäten
6. Sitzung	Fortführung des Themas Handeln und Fühlen, Tagesprotokoll
7. Sitzung	Thema Fühlen und Denken, Gedankenlisten
8. Sitzung	Gedankenmuster analysieren, Techniken zur Kontrolle automatischer Gedanken
9. Sitzung	Thema Handeln und Fühlen, Stimmungs- und Tätigkeitsprotokolle auswerten
10. Sitzung	Fortführung des Themas Denken und Fühlen, Einführung der „Ereignis – bewertende Gedanken – Gefühle"-Technik
11. Sitzung	Einführung in das Thema Soziale Kompetenz, Zusammenhang von Handeln, Denken und Fühlen am Beispiel sozialer Situationen
12. Sitzung	Thema: Zeit nach Ende der Gruppentherapie, Wiederholung der Inhalte der Gruppentherapie, persönlichen Handlungsplan festlegen

Die therapeutischen Elemente sind vergleichbar mit den zuvor beschriebenen Methoden. Das Herangehen, das Tempo, die Dauer, die Beispiele und die Materialien sind jedoch auf die Zielgruppe abgestimmt. So lässt sich das in der Tabelle auf 12 Gruppensitzungen angelegte Therapieprogramm ohne Probleme auf 20 bis 25 Therapiesitzungen ausweiten, ohne dass deshalb neue Themen, Materialien und Übungen erforderlich wären. Wir haben dieses Gruppenprogramm inzwischen mit großem Erfolg auch als Einzelintervention angewandt. Die Akzeptanz und die Auswirkungen des Angebots sind erfreulich und durchweg positiv.

Für die älteren Patienten ist der Gruppenrahmen eine sehr wichtige Erfahrung. Dadurch werden zum einen soziale Kontakte unmittelbar möglich und durch die Therapeuten auch gefördert (Telefonnummern austauschen, gemeinsame Aktivitäten planen und durchführen usw.). Zum anderen gelingt die Bearbeitung von Überzeugungen und Veränderung kognitiver Haltungen in der Gruppe viel besser. Oft tun sich ältere Patienten schwer, von den jüngeren Therapeuten Anregungen anzunehmen. Im Gruppenrahmen können nun die anderen Teilnehmer dafür herangezogen werden, andere Sichtweisen und andere Erfahrungen einzubringen, Realitätstesten (z. T. durch klare Absprachen zwischen den Teilnehmern) zu initiieren und so eine Veränderung einzuleiten.

4.5.1.7 Kognitive Verhaltenstherapie mit depressiven Jugendlichen

Depressionen im Jugendalter beeinträchtigen die Leistung und das Sozialverhalten

Depressive Jugendliche weisen häufig folgende Merkmale auf: (a) eine Vorgeschichte an aktueller oder früherer Psychopathologie, (b) andere problematische Verhaltensweisen und körperliche Beschwerden bzw. Erkrankungen, (c) einen möglichen Selbstmordversuch, (d) depressogene Kognitionen, wie Pessimismus, internale, globale und stabile Misserfolgsattribution, (e) ein negatives Körperbild, (f) niedrigen Selbstwert, (g) deutliche emotionale Abhängigkeit, (h) Neigung zu erhöhter Selbstaufmerksamkeit, (i) wenig wirksame und hilfreiche Bewältigungsfertigkeiten (wie z. B. Rückzug, Isolation, Rücksichtslosigkeit), (j) wenig soziale Unterstützung von Freunden und der Familie, (k) häufiges Suchtverhalten, wie Zigarettenrauchen. Ein negatives Körperbild und ein reduzierter Selbstwert sind besonders bei weiblichen Teenagern deutlich mit Depression assoziiert.

Es zeigt sich, dass Jugendliche mit einer früheren oder aktuellen Depression schlechtere schulische Leistungen erbringen, häufiger fehlen, unaufmerksamer und müder sind, ihre Hausaufgaben oft unvollständig bzw. nachlässig sind und dass sie häufig eine Klasse wiederholt haben. Viele dieser Merkmale müssen auch als Risikofaktoren für eine zukünftige Depression bei Jugendlichen angesehen werden. Jugendliche, die bereits eine depressive Episode durchlebt haben, zeigen persistierend leichte depressive Symptome, haben Ängste und andere affektive Verhaltensauffälligkeiten sowie weniger (effiziente) Bewältigungsfertigkeiten. Die typischen kognitiven Stile während einer Depression bestehen meist auch nach Abklingen der Symptomatik fort. Die klinischen Implikationen daraus sind, dass die Therapie depressiver Jugendlicher eine gewisse Zeit über den Zustand der Symptomreduktion hinaus fortgesetzt werden sollte. In dem Maße, in dem die psychologischen und sozialen Auffälligkeiten über die depressive Episode hinaus andauern, besteht für die ehemals depressiven Jugendlichen ein erhöhtes Risiko für einen Rückfall.

Therapeut mehr Kursleiter

Die Behandlung von depressiven Jugendlichen empfiehlt sich in einem Gruppenrahmen. Die Rolle der Therapeuten ist dabei eher die eines Kursleiters, eines vertrauten Trainers und hilfreichen Freundes. Das Vorgehen ist konkret, strukturiert, übungsorientiert, darauf gerichtet, Probleme zu verstehen und zu bewältigen (Lewinsohn, Clarke & Hautzinger, 1999).

In der ersten Sitzung werden Gruppenregeln und Arbeitsrichtlinien sowie eine Begründung für das Behandlungsprogramm vorgestellt. Den Teilnehmern wird erklärt, dass Depressionen sich im Allgemeinen aus Belastungen und Lebensproblemen ergeben, mit denen der Einzelne nicht fertig geworden ist. Das Ziel ist daher, den Jugendlichen neue Fertigkeiten beizubringen, um mit diesen Schwierigkeiten effizienter umgehen zu können und so Kontrolle über ihr Befinden und ihre Stimmung zu erlangen. Es wird betont, dass die jugendlichen Patienten selbst entscheiden müssen, was für sie hilfreich ist. Die Therapeuten sind nicht die fachlichen Autoritäten, sondern arbeiten mit den Teilnehmern in partnerschaftlicher Weise zusammen.

Die folgenden Sitzungen befassen sich mit sozialen Fertigkeiten und Handlungen, wie Kommunikation und Konversation, Planung sozialer Aktivitäten, dem Gewinnen von neuen Sozialkontakten und Freunden. Die Fertigkeiten werden zunächst in der Gruppe erprobt und dann in Form von Aufgaben in den Alltag übertragen. Die Mehrzahl der Jugendlichen ist überhaupt nicht mit den Grundregeln positiver sozialer Interaktion vertraut.

Die Übungen zum Sozialverhalten werden gefolgt von Sitzungen, die sich mit der Verbesserung der Menge und der Qualität positiver Aktivitäten befassen. Ergänzend zu der Vermittlung grundlegender Selbstkontroll- und Selbstmanagementfertigkeiten wird hier eine für diese Altersgruppe passende „Liste angenehmer Aktivitäten“ eingesetzt. Für die Mehrzahl der Jugendlichen lässt sich eine klare Assoziation zwischen dem Ausmaß angenehmer Aktivitäten und dem Befinden feststellen.

Da Anspannung und Ängstlichkeit, besonders im sozialen Rahmen, häufige Probleme depressiver Jugendlicher sind, wird den Teilnehmern im nächsten Abschnitt ein Entspannungsverfahren (Progressive Muskelentspannung und Atemtechnik) vermittelt. Im Gruppenrahmen tritt anfänglich bei diesen Übungen gerne eine gewisse Befangenheit auf, die wir z. B. dadurch entkrampfen, dass wir die Gruppenteilnehmer zunächst mit dem Rücken zueinander üben lassen.

Die Bearbeitung von Kognitionen erfolgt in den mittleren Sitzungen und fokussiert darauf, positive Gedanken zu vermehren, pessimistische Gedanken zu reduzieren und irrationale bzw. dysfunktionale Überzeugungen zu korrigieren. Die spezifischen Techniken entstammen dabei den bereits weiter oben dargestellten Vorschlägen (vgl. Kapitel 4.5.1.3). Es ist hilfreich, dafür Cartoons mit populären Figuren zu adaptieren, um zu zeigen, wie negatives Denken zu depressiven Stimmungen führt und wie alternative positive Gedanken die Stimmung und allmählich das eingeschliffene negative Denkmuster verändern. Dieser Teil erzielt vermutlich den stärksten klinischen Effekt, besonders mit den älteren Jugendlichen, vorausgesetzt, sie haben die Entwicklungsstufe der formalen Denkoperationen erreicht.

An Fertigeiten und Kognitionen arbeiten

Im sich anschließenden Abschnitt (etwa ab den Sitzungen 13 bis 15) geht es um die Vermittlung von Kommunikations- und Problemlösefertigkeiten. Die Idee dahinter ist, dass familiäre Spannungen und Konflikte eskalieren, wenn Teenager zunehmend selbstbewusster und unabhängiger werden. Unglückliche und wenig erfolgreiche Lösungen dieser Konflikte führen zu aversiven Interaktionen, die selbst wieder zur Entstehung oder Aufrechterhaltung einer Depression beitragen. Dieses Modul erfordert die Mitarbeit von Eltern und Jugendlichen, somit eine (auch zeitliche) Erweiterung des Programms um von der Gruppentherapie ergänzte Familiensitzungen. Da dies nicht immer gelingt bzw. möglich ist, kann dieser Programmteil auch als Teil des Trainings sozialer Kompetenz (aus den Anfangssitzungen) wieder aufgegriffen und auch nur mit den Jugendlichen trainiert werden.

Die letzten Sitzungen dienen dazu, das gesamte Material, die Übungen und neuen Fertigkeiten zu integrieren und sich auf zukünftige Probleme und Konflikte vorzubereiten, um so erneuten Depressionen vorzubeugen. Mit Unterstützung der Therapeuten erarbeitet jeder Teilnehmer einen schriftlichen, ganz persönlichen Notfallplan, der die Schritte und Maßnahmen spezifiziert, die zu unternehmen sind, um etwaige depressive Verfassungen rasch anzugehen und zu überwinden. Die Gruppe ist hier besonders wichtig, da Jugendliche die Bewertungen Gleichaltriger viel wertvoller einschätzen als die Einschätzungen eines erwachsenen Therapeuten. Die größte Schwierigkeit am Ende der Sitzungen besteht meist darin, dass viel mehr Zeit nötig wäre, um jedem Patienten einen genau abgestimmten und festgelegten Plan an die Hand zu geben.

Erste Effektivitätsstudien zeigen gute Erfolge bei Jugendlichen

Klinische Erfahrungen und vorliegende Studien zeigen, dass diese Art Gruppentherapie eine wirksame Intervention für Jugendliche mit einer akuten Depression ist (Pössel & Hautzinger, 2022). Jugendliche sind recht leicht für diese Form der Therapie zu gewinnen und die Abbruchquote ist niedrig. Es ist gut möglich, die Inhalte, die Übungen und die Materialien auch in einer

Einzeltherapie Jugendlicher anzuwenden. Die meisten Inhalte, die einer Gruppe in zwei Stunden vermittelt werden, können mit einem einzelnen Patienten in einer einstündigen Therapie geübt werden. Es kann ein Vorteil der Einzeltherapie sein, dass die Inhalte der Materialien auf die persönliche Situation des Jugendlichen zugeschnitten werden können, ohne dass alle Interventionen durchgearbeitet werden müssen. Bei der Auswahl von Modulen sollte ein Therapeut an den Stärken und Fertigkeiten eines Jugendlichen und weniger an seinen Defiziten ansetzen.

4.5.2 Interpersonelle Psychotherapie (IPT)

Zwischenmenschliche Ereignisse und Konflikte stehen im Zentrum

Depressionen in einem interpersonellen Kontext zu verstehen, geht auf eine lange Geschichte zurück. Soziale Konflikte, Verluste, Enttäuschungen und Belastungen zählen mit zu den gravierendsten Lebensereignissen und sind im Vorfeld bzw. der Entwicklungsgeschichte depressiver Störungen gehäuft anzutreffen. Die interpersonelle Richtung geht von der Annahme aus, dass die psychosozialen und zwischenmenschlichen Erfahrungen entscheidenden Einfluss auf die Entwicklung akuter Depressionen und auf deren Behandlung nehmen. Obwohl der Einfluss frühkindlicher Entwicklungen auf die zwischenmenschlichen Beziehungsmuster des Erwachsenen erkannt wird, ist die Rekonstruktion dieser frühen Erfahrungen im Rahmen der IPT nicht erforderlich. Vielmehr konzentriert sich die IPT auf das Hier und Jetzt, die jetzt stattfindenden Beziehungen, unter der Annahme, dass sich frühere interpersonelle Erfahrungen im aktuellen sozialen Verhalten niederschlagen.

Linderung der Symptomatik, Verbesserung zwischenmenschlicher Beziehungen

Das Konzept der IPT (vgl. Schramm, 2019) geht davon aus, dass Depressionen, ungeachtet von biologischer Vulnerabilität oder Persönlichkeitsaspekten, stets in einem psychosozialen und interpersonellen Kontext auftreten. Das der IPT zugrunde liegende Depressionskonzept postuliert drei an der Entstehung beteiligte Prozesse: Die Symptombildung, die sozialen und interpersonellen Beziehungen und Persönlichkeitsfaktoren. Das Ziel der IPT ist die Linderung der depressiven Symptomatik und die Verbesserung der zwischenmenschlichen Beziehungen, ohne den Versuch einer tiefgreifenden Veränderung der Persönlichkeitsstruktur zu erreichen. In diesem Sinne ist die IPT viel mehr interpersonell als intrapsychisch ausgerichtet.

Konzipiert im Rahmen eines medizinischen Krankheitsmodells kann die IPT sowohl mit als auch ohne gleichzeitige medikamentöse Behandlung durchgeführt werden. Der therapeutische Prozess umfasst zwischen 12 und 20 wöchentliche Einzelsitzungen (es gibt jedoch inzwischen auch IPT-Gruppenkonzepte), die in eine initiale Phase (1. bis 3. Sitzung), eine mittlere Phase (4. bis 13. Sitzung) und die Beendigungsphase (14. bis 16. Sitzung) gegliedert werden. Typischerweise wird IPT im ambulanten Rahmen verwirklicht, doch liegen inzwischen auch stationäre Konzepte (Kombination aus Einzel- und Gruppentherapie) vor, die mit gutem Erfolg evaluiert wurden (Schramm et al., 2007).

Hauptmerkmale der IPT

- Ambulante Kurzzeittherapie (12 bis 20 Sitzungen) für akute Depressionen.
- Wöchentliche Einzelsitzungen von 50-minütiger Dauer.
- Arbeit im Hier und Jetzt.
- Spezifikation durch Therapiemanual.
- Wirksamkeit für unipolare, nicht psychotische Depression ist nachgewiesen.

In der initialen Phase geht es in erster Linie um die Symptombewältigung. Dabei verwendete therapeutische Strategien dienen hauptsächlich der Entlastung und der Psychoedukation des Patienten. Die spezifischen Aufgaben der Therapeuten in dieser Anfangsphase sind im folgenden Kasten zusammengefasst. Da es sich bei der IPT um eine Kurzzeittherapie handelt, reicht die Zeit höchstens für die Bearbeitung von zwei der vier möglichen interpersonellen Problembereiche: Verluste und Trauer, interpersonelle Auseinandersetzungen (Partnerkonflikte), Rollenwechsel (Transition), interpersonelle Defizite (Isolation).

In der Initialphase geht es um Symptombewältigung

Anfangssitzungen zum Symptommanagement (ca. 1. bis 3. Sitzung)

1. Auseinandersetzung mit der Erkrankung (z. B. Depression):
   a. Symptomerhebung,
   b. den Patienten über Depression und Behandlungsmöglichkeiten informieren,
   c. der Patient erhält die „Krankenrolle“,
   d. die Abklärung der Notwendigkeit einer medikamentösen Behandlung.
2. Herstellen des Zusammenhangs zwischen Erkrankung und interpersonellem Kontext durch Exploration der
   a. Art der Beziehungen,
   b. Erwartungen des Patienten und der Bezugspersonen aneinander und Erfüllung dieser Erwartungen,
   c. befriedigenden und unbefriedigenden Aspekte dieser Beziehung,
   d. Veränderungswünsche des Patienten hinsichtlich der Beziehung.
3. Identifizieren von Problembereichen:
   a. Bestimmen des Hauptproblems, das mit dem Beginn der Erkrankung (z. B. Depression) in Zusammenhang steht,
   b. Festlegen von Behandlungszielen,

c. Bestimmen, welche Beziehungen bzw. welcher Aspekt einer Beziehung im Zusammenhang mit der Erkrankung steht und welche Veränderungsmöglichkeiten zur Verfügung stehen,
d. IPT-Konzept erklären und Therapievertrag schließen.

Die mittlere Therapiephase konzentriert sich auf interpersonelle Schwierigkeiten

Die mittlere Therapiephase konzentriert sich auf die Behandlung der aktuellen interpersonellen Schwierigkeiten, die mit der Depression in Verbindung stehen und aus den zuvor genannten vier Problembereichen entstammen. Das Vorgehen der Therapeuten gliedert sich dabei in vier Schritte: Exploration des Problembereichs, Herausarbeiten von Erwartungen und Wahrnehmungen, Analyse möglicher Handlungsalternativen und Lösungsmöglichkeiten sowie Aufbau neuer Verhaltensmuster.

Beendigungsphase: Thematisierung als Trauer- und Abschiedsprozess

In der Beendigungsphase wird der Abschluss der Behandlung explizit als Trauer- und Abschiedsprozess thematisiert und bearbeitet (vgl. Kasten). Die damit in Zusammenhang stehenden Gefühlszustände, typischerweise Ängste, Traurigkeit, doch auch Wut und Ärger, sollen ausreichend thematisiert werden. Ferner wird resümiert, was der Patient gelernt, erreicht und verändert hat.

Beendigungssitzungen: Abschiedsprozess (ca. 14. bis 16. Sitzung)

a. Explizites Besprechen der Beendigung.
b. Anerkennung der Tatsache, dass die Beendigung eine Zeit der Trauer darstellt.
c. Dem Patienten seine autonomen Kompetenzen bewusst machen.

4.5.3 Prävention depressiver Entwicklungen

Indizierte bzw. selektive Prävention richtet sich an Personengruppen mit einem erhöhten Risiko für die Entwicklung einer Depression, während universelle Prävention sich an alle richtet, um über die Vermittlung von Wissen und Können vorbeugend und störungsverhindernd zu wirken.

Prävention depressiver Beeinträchtigung möglich und wirkungsvoll

Ein typisches Beispiel für indikative bzw. selektive Prävention stellen Maßnahmen für Kinder depressiver Eltern bzw. für Kinder mit bereits erhöhten Depressivitätswerten dar. Durch Interventionsangebote für diese speziellen Gruppen soll die Erkrankungsrate gesenkt und das Risiko für den Ausbruch einer Störung reduziert werden. Eine Untersuchung an symptomfreien Kindern depressiver Mütter konnte zeigen, dass durch kognitiv-verhaltenstherapeutische (präventive) Maßnahmen die Entwicklung depressiver Symptome und der Ausbruch depressiver Störungen bei den risikobehafteten Kindern bzw. Jugendlichen im Vergleich mit einer unbehandelten Gruppe mit vergleichbarem Risiko bedeutsam reduziert werden kann.

Universelle Prävention richtet sich z. B. an Schulkinder einer bestimmten Klassenstufe. Es wird versucht, alle Kinder mit bestimmten Maßnahmen zu erreichen und insbesondere gefährdeten Kindern Fertigkeiten zu vermitteln, die deren Risiko z. B. für depressive Entwicklungen senkt. Für das Zielsymptom „Depression" liegen bislang nur wenige Präventionsansätze vor. Ein Beispiel stellt das Programm „Lebenslust mit Lars & Lisa" (Pössel & Hautzinger, 2022) dar, das für die Altersgruppe 12 bis 16 Jahre aller Schultypen (insbesondere Real- und Hauptschulen) entwickelt und inzwischen mehrfach erfolgreich evaluiert wurde. Zielgruppengerechte Materialien, Medien und Präsentationsformen erlauben in geschlechtshomogenen Gruppen von Schülerinnen bzw. Schülern über 10 Wochen hinweg (bei jeweils einer Doppelstunde Unterricht) Fertigkeiten zu vermitteln, die auf der Ebene des Denkens (Kognitionen, Wahrnehmung), des Empfindens (Gefühle, Beschwerden), des Handelns (Aktivitäten, Tagesstruktur) und der Kompetenzen (soziale Fertigkeiten, Kontakte knüpfen) ansetzen (vgl. Kasten). Dieses Angebot hat Ähnlichkeiten mit den kognitiv-verhaltenstherapeutischen Interventionen bei depressiven Patienten und ermöglicht allen Jugendlichen, sich mit einem verbreiteten Thema (Depression, Angst) zu beschäftigen und Fertigkeiten zu erlernen, die für unterschiedlichste Lebensbereiche relevant sind. Die Durchführung dieses strukturierten Präventionsangebots erfordert zwar ein spezielles Training und die Materialien, doch können auch Lehrer und andere soziale bzw. pädagogische Berufsgruppen die Durchführung von „Lars & Lisa" lernen und erfolgreich im Klassenverband einsetzen.

„Lebenslust mit Lars & Lisa" – Ein Präventionsprogramm für Haupt- und Realschulen

1. Doppelstunde: Einführung, Überblick, Kennenlernen, Regeln.

2. Doppelstunde: „Find your Aims" (Ziele, Anknüpfungspunkte).

3./4. Doppelstunde: Magische Spirale (Rational, Fühlen, Denken, Handeln).

5./6. Doppelstunde: „Think" (Kognitionen, Gedanken und Stimmung).

7./8. Doppelstunde: „Just do it" (Handeln, Aktivitäten und Stimmung).

9./10. Doppelstunde: „Get in touch" (Kontakte, Selbstsicherheit).

Ganz wesentlich bei derartigen Präventionsprogrammen ist das wiederholte Angebot und Aufgreifen entsprechender Themen. Kein einmalig durchgeführtes, über wenige Wochen gehendes Programm hat dauerhafte lebens- bzw. personverändernde Wirkungen.

4.6 Krisenintervention und Umgang mit Suizidalität

Hilfe in Krisen und bei Suizidalität

Suizidalität beinhaltet Ruhe- und Todeswünsche, Suizidideen, Suizidversuche und Suizid. Es lassen sich vielfältige Motive für Suizidalität unterscheiden: Wunsch nach Zäsursetzung, Appell an Mitmenschen, Hoffnungslosigkeit, Kränkung, Entlastung von Schuldgefühl, Erlösung, Autoaggression, dranghaft-psychotischer Antrieb. Die Ernsthaftigkeit von Suizidversuchen kann durch Suizidintention (Wunschausprägung), Suizidarrangement und Suizidmethode beschrieben werden.

Indikatoren für akute Suizidalität

Der Patient

- distanziert sich nicht von Suizidideen bzw. Suizidversuch, auch nicht nach einem ausführlichen Gespräch. Der Patient erlebt drängende Suizidgedanken.
- wirkt ausgesprochen hoffnungslos.
- hat keine Zukunftsperspektive.
- ist sozial isoliert, er hat sich in letzter Zeit zunehmend zurückgezogen.
- hat den Konflikt, der zu den Suizidideen bzw. zum Suizidversuch führte, nicht gelöst.
- reagiert ausgesprochen gereizt/aggressiv oder ist agitiert, ein tragfähiger Gesprächsrapport kommt nicht zustande.
- hat eine schwere depressive Verstimmung, evtl. mit depressiven Wahnideen.
- hat eine Suchterkrankung.
- befindet sich in einer akuten psychotischen Episode.
- hat einen oder mehrere Suizidversuche in der Vorgeschichte.
- hat ein Suizidarrangement getroffen, das eine Auffindung schwierig oder unmöglich macht.
- unternahm einen Suizidversuch mit einer harten Methode oder er hat Suizidgedanken mit einer harten Methode.
- zeigt mangelnde Impulskontrolle.

Risikofaktoren für Suizidhandlungen

Merke: Risikofaktoren für Suizidalität

Mit jedem Faktor steigt das Risiko:

- frühere Suizidversuche,
- männliches Geschlecht,
- höheres Lebensalter,
- Hilf- und Hoffnungslosigkeit,
- Impulsivität und Aggressivität,
- suizidales Verhalten in der Familiengeschichte,

- chronische Erkrankungen mit geringer/fehlender Heilungsaussicht,
- mangelnde soziale Bindung und Einbindung,
- Substanzmissbrauch,
- Schlafstörungen.

Krisenintervention bei Suizidalität

Das Vertrauensverhältnis zwischen Patient und Therapeut ist die wichtigste Voraussetzung, um suizidale Patienten zuverlässig erkennen und wirksam behandeln zu können. Weitere wichtige Aspekte sind: Entlastung, beruhigende Versicherungen; Herausnahme aus der konflikthaften Umgebung; Akzeptieren des suizidalen Verhaltens als Notsignal; Verstehen der Bedeutung und subjektiven Notwendigkeit dieses Notsignals; Bearbeitung der gescheiterten Bewältigungsversuche; Aufbau einer tragfähigen Beziehung; Wiederherstellen der wichtigsten Beziehungen; gemeinsame Entwicklung alternativer Problemlösungen für künftige Krisen; (u. U. tägliches) Kontaktangebot als Hilfe zur Selbsthilfe; Einbeziehung von Angehörigen (unter Berücksichtigung der individuellen Situation).

Die Überwindung von akuten Krisen und Suizidalität erfordert häufig eine stationäre Unterbringung, da der erforderliche enge (tägliche, über Stunden gehende) professionelle Kontakt im ambulanten bzw. teilstationären Rahmen nicht möglich ist. Dennoch ist es durch Einsatz, persönliches Engagement, mehrfachen (persönlichen, telefonischen) Kontakt und eine enge Anbindung möglich, auch suizidale Krisen ambulant zu bewältigen. Hierbei ist jedoch entscheidend, dass der Patient bündnisfähig und interpersonell erreichbar ist, seine Angehörigen zuverlässig und verfügbar sind.

5 Evaluation der Psychotherapie bei akuter Depression

5.1 Ergebnisse der Psychotherapieforschung

Vergleichende Therapieforschung belegt Wirksamkeit von Psychotherapie

Nach dem aktuellen Stand vergleichender Therapieforschung bei Depressionen (vgl. de Jong-Meyer et al., 2007; Cuijpers, Noma, Karyotaki, Cipriani & Furukawa, 2019) lässt sich mit zunehmender Sicherheit sagen, dass gegenwärtig drei Formen psychotherapeutischer Interventionen vorliegen (die Kognitive Verhaltenstherapie [KVT], die Interpersonelle Psychotherapie [IPT] und die Psychodynamische Psychotherapie [PPT]), die sich der empirischen Überprüfung (z. T. wiederholt) gestellt und sich auch im Vergleich mit den bewährten psychiatrischen, medikamentösen Therapien behauptet haben. Legt man für die vergleichende Beurteilung den Anteil der depressiven Patienten zugrunde, die durch Psychotherapie voll respondieren (einen HDRS-Wert < 8 erreichen), dann ergeben sich die in Abbildung 18 zusammengefassten Befunde.

Insbesondere KVT bei allen Formen akuter Depression wirksam

Psychotherapien, insbesondere die KVT und die IPT, schneiden in keiner Studie schlechter als die jeweiligen Vergleichsbedingungen ab. Die kurzfristigen Erfolge (Prä-Post-Vergleiche) sind mit den Effekten einer Pharmakotherapie bzw. einer Kombination von Psychotherapie und Pharmakotherapie vergleichbar. Zwischen den untersuchten Psychotherapien ergeben sich nur geringe Effektunterschiede (bezogen auf den Vergleich von Effektstärken bei BDI und HDRS. Bei der längerfristigen Beurteilung (Katamnesen zwischen 1 und 2 Jahren) schneiden die Psychotherapien, insbesondere die Kognitive Verhaltenstherapie, gut und meist besser als die Pharmakotherapie ab (vgl. Abbildung 19). Kombiniert man die Pharmakotherapie mit einer Psychotherapie, dann zeigen sich langfristig gute, z. T. sogar größere Effekte als bei den Monotherapien, dies gilt insbesondere für chronische und rezidivierende Depressionen. Die Anzahl weiterhin symptomfreier Patienten ist bei den Psy-

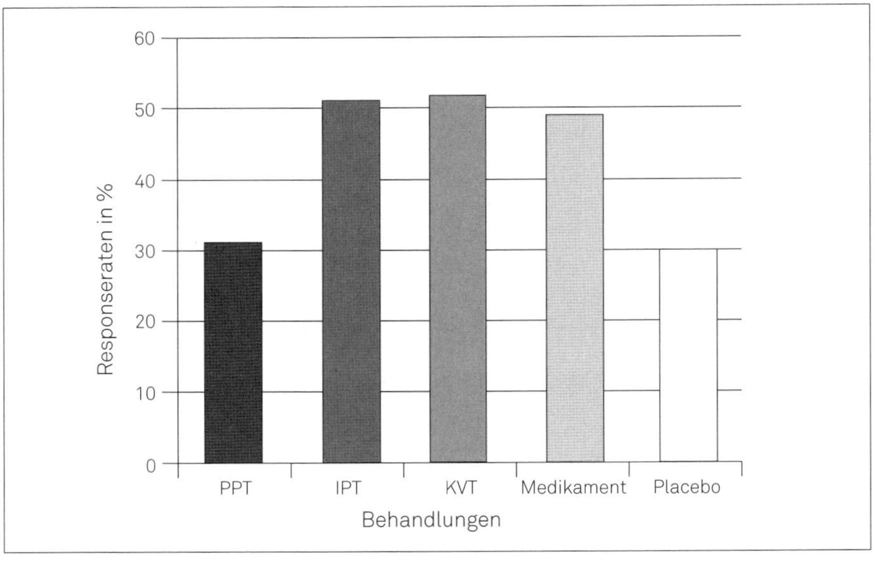

Abbildung 18: Kurzfristige Effekte (Response: HDRS < 8 nach 12 bis 16 Wochen) von Psychotherapie verglichen mit Antidepressiva und mit Placebomedikation bei akuter Depression (nach Hollon, Haman & Brown, 2002)

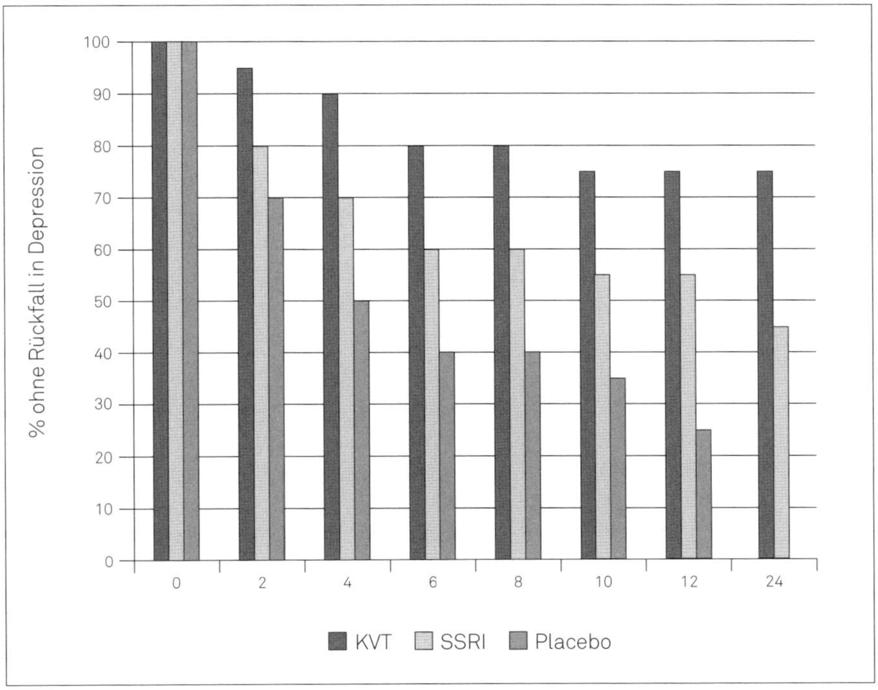

Abbildung 19: Längerfristiger Effekt von Kognitiver Verhaltenstherapie, Antidepressiva- und Placebomedikation bei Therapierespondern (Startwert HDRS < 8 seit mindestens zwei Monaten). Die Medikation wurde bis zum Ende des ersten Jahres als Dauermedikation fortgeführt, während bei der KVT in dem Jahr nur drei zusätzliche Sitzungen erlaubt waren. Im zweiten Jahr wurden alle Interventionen gestoppt (nach Hollon et al., 2005).

chotherapien und bei der Kombinationsbehandlung größer. Es gibt weniger Rückfälle und eine deutlich bessere Compliance (geringe Abbruchraten), außerdem erweist sich die Psychotherapie bzw. die Kombinationsbehandlung als langfristig kostengünstiger.

Zahlreiche Metaanalysen unter Einschluss von über 155 Studien zur Psychotherapie bei Depressionen (Cuijpers et al., 2019, 2020; van Bronswijk, Moopen, Beijers, Ruhe & Peeters, 2019) belegen, dass Psychotherapie bei allen Altersgruppen, bei allen Schweregraden und bei unterschiedlichen Verläufen wirksam und evidenzbasiert ist. Über alle Studien hinweg liegt die Remissionsrate bei 53 %. Die Prä-Post-Effekte liegen zwischen g = 1.58 und 1.69. Durch Psychotherapie ist mit einer durchschnittlichen Reduktion des BDI-Wertes um 14,4 (CI 13,1–15,8) Punkten zu rechnen.

Weitere Metaanalysen (Zhang, Zhang, Zhang, Jin & Zheng, 2018; Li et al., 2018) konnten nachweisen, dass KVT im Vergleich zu Kontrollbedingungen wirksamer darin ist, in remittiertem Zustand bei rezidivierenden Depressionen erneute Rückfälle zu verhindern. Der präventive Effekt konnte dabei anhaltend für bis zu sechs Jahre festgestellt werden. Selbst behandlungsresistente, chronische Depressionen lassen sich mit Psychotherapie wirksam behandeln.

In einer Studie (Leuzinger-Bohleber et al., 2019) wurde Psychodynamische Psychotherapie (Psychoanalyse) mit KVT hinsichtlich der Wirksamkeit bei 252 zufällig der einen oder anderen Bedingung zugewiesenen depressiven Patienten unter ambulanten Rahmenbedingungen miteinander verglichen. Dabei zeigte sich, dass zwischen beiden Therapieformen in Bezug auf Selbstauskünfte und auch bezüglich klinischen Fremdurteils, weder zum Ende der Therapie noch zu den bis 5 Jahre laufenden Katamnesen irgendwelche Wirkunterschiede zwischen den Therapien festzustellen waren. Für dieselben Effekte brauchte die Psychoanalyse jedoch bis zu 300 Therapiesitzungen verteilt über 3 Jahre, während die KVT lediglich 60 Sitzungen in weniger als 1,5 Jahren benötigte.

5.2 Grundelemente für wirksames therapeutisches Handeln

Grundmerkmale erfolgreicher Psychotherapie

Die vergleichbaren (kurzfristigen) Effekte der genannten Psychotherapien (KVT, IPT, PPT) liegen vor allem darin begründet, dass der konkrete therapeutische Umgang und das Handeln in den Psychotherapien depressiver Patienten, zumindest in der Akutbehandlung, große Ähnlichkeiten aufweist. Es ist insbesondere im Umgang mit depressiven Patienten offensichtlich nötig, eine Reihe von Interaktions- und Interventionsweisen zu verwirklichen, damit der psychotherapeutische Zugang und eine positive Veränderung überhaupt gelingen können. Diese Gemeinsamkeiten sind:

1. *Aktive Therapeuten:* Therapeuten formulieren klare Fragen, erarbeiten realistische Ziele und machen konkrete Vorschläge zu Veränderungen bzw. Übungen in der Sitzung und zwischen den Therapiekontakten.
2. *Kooperative, doch auch direktive Therapeuten:* Therapeuten verwirklichen ein kooperatives Arbeitsbündnis, fokussieren auf zentrale Probleme, strukturieren und stellen Anforderungen.
3. *Gestuftes, Erfolge vermittelndes Vorgehen:* Die Anforderungen und Übungsschritte sind gestuft und für den Patienten angemessen, damit Misserfolge vermieden und Erfolge ermöglicht werden. Ansatzpunkt sind die Kompetenzen und Stärken der Patienten, die Bewältigung und Lösung von Alltagsproblemen.
4. *Verständliches Therapiemodell:* Therapeuten führen ausgehend von den Erfahrungen der Patienten verständliche Erklärungen und Begründungen, neue Sichtweisen, veränderungshilfreiche Reformulierungen und Herangehensweisen ein.

5. *Transparenz der Intervention und Vorbereitung auf Krisen:* Die Ziele, die Veränderungsschritte und das Vorgehen werden verständlich erklärt und durchsichtig gemacht. Auf Rückschläge, Krisen und die Zeit nach der Therapie wird vorbereitet.

6 Fallbeispiel

Die 61-jährige Frau befindet sich wegen Depressionen seit über vier Jahren in psychiatrischer Behandlung. Sie nimmt gegenwärtig zwei Antidepressiva ohne große Wirkung, nachdem sie bereits drei andere Produkte zuvor eingenommen hat, ohne dass dies zum Erfolg führte. Die Depressionen haben begonnen, als sie entdecken musste, dass ihr Ehemann (64 Jahre alt) ein Verhältnis hat und das ausgerechnet mit einer früheren Berufskollegin, die sie noch nie ausstehen konnte. Die Ehe besteht seit 35 Jahren, nachdem beide zuvor schon einmal (kurzzeitig) verheiratet gewesen waren. In der Ehe kam es bereits früher von beiden Seiten zu außerehelichen Verhältnissen, auch zu Gewalt. Beide lieben sich und es ist offensichtlich, dass beide sehr aneinander hängen und ohne den anderen nicht auskommen. Die Patientin entstammt einer Familie, in der der Vater gewalttätig war. Der Vater hatte Alkoholprobleme, war dann unberechenbar und aggressiv. Er schlug seine beiden Töchter und seine Ehefrau (also die Mutter der Patientin). Die Mutter litt ebenfalls an Depressionen. Den Ehemann beschreibt die Patienten zwar als einen „guten“ Mann, der jedoch nicht begreife, was in ihr (emotional und gedanklich) alles vor sich geht. Er sei leichtlebig, schnell von Frauen zu begeistern, begreife nicht, wie sie empfindet. Er will alles vergessen und ungeschehen machen. In den letzten (etwa zehn) Jahren sei ihr Leben ruhiger geworden. Die Patientin erlebte diese Phase als angenehm und kam zu der Überzeugung, nun ist die „wilde“ Zeit vorbei. Die Patientin hat in der Anamnese mehrere (mindestens zwei gesicherte) depressive Episoden erlebt und zwei Suizidversuche unternommen – jedes Mal ausgelöst bzw. in Zusammenhang mit Ehekonflikten und heftigen Missverständnissen (Streit) zwischen den Eheleuten. Die aktuelle Situation: Die (kurze) Affäre des Ehemannes liegt nun fünf Jahre zurück. Die Patientin war davon völlig überrascht. Allen ihren Überzeugungen und Hoffnungen für die Zukunft wurde damit der „Boden entzogen“. Nun ist klar, dass auf ihn absolut kein Verlass ist. Sie hat sich völlig zurückgezogen, die Arbeit eingestellt, verlässt das Haus kaum noch. Pflegt nur noch Kontakt zu ihrer Schwester (die auch depressiv ist) und zum Ehemann. Für die Patientin ist klar, dass es nie wieder gut werden kann. Sie ist mal wieder das „Opfer“, wie schon immer. Er habe immer sein Vergnügen gesucht, nie Rücksicht genommen. Gleichzeitig will sie von ihm jedes Detail der Affäre wissen; verstehen, wie er sich mit so einer unmöglichen Frau einlassen konnte, was er empfunden hat und was er gedacht hat. Sie ist gedanklich nur noch mit dieser „Schande“ befasst, jegliche Interaktion zwischen den Eheleuten dreht sich um das Fehlverhalten des Mannes. Die Patientin ist schwer depressiv (BDI 44; HAMD 35), verzweifelt, doch mit deutlich gereizter und auch aggressiver Stimmung. Sie ist latent suizidal. Diagnose: Rezidivierende Depressive Störung, gegenwärtig schwere Episode ohne psychotische Symptome (ICD-11: 6A71.3).

Problembereiche: Rückzug, Isolation, Inaktivität (Kontakte, Arbeit, Gemeinde); Interaktions-, Kommunikationsdefizite (erpresserisch, undifferenziert); dysfunktionaler Umgang mit Verletzung (Affäre); Selbstabwertung, Pessimismus, Perspektivlosigkeit, Opferhaltung, Nichtkontrolle (Einstellung); absolutistisches, verallgemeinerndes, rigides Denken; Abhängigkeit (von Ehemann, von Schwester, von Enkel); egozentrische Sichtweise, kein Einfühlungsvermögen; Beobachtungsdefizite, mangelnde Erfahrungsverarbeitung, Grübeln, Übertragen der Vergangenheit auf Gegenwart/Zukunft.

Therapieelemente: Aktivierung, Alltagsstrukturierung; Kompetenztraining (Interaktion, Einbezug des Partners); Lebensgeschichte bearbeiten, Verletzungen bearbeiten; Zusammenhänge mit dem Heute erkennen (Erklärungsmodell); Kognitive Interventionen, flexibel-differenziertes Denken; Kontrollerfahrungen durch Situationsanalysen; soziale Kontakte, unabhängig vom Ehemann; Selbsteinbringung und Beziehungsanalyse in Therapie; Training von interpersoneller Wahrnehmung, Empathie; Ziele klären, Akzeptanz und Achtsamkeit.

7 Folgerungen, Empfehlungen, offene Fragen

Wirkmechanismen und Indikatoren der Psychotherapie unklar

Es ist verfrüht, anzunehmen, dass die recht konsistenten Befunde der letzten Jahre dafürsprechen, bereits einen Erkenntnisstand erreicht zu haben, der durch weitere Forschungen in diesem Bereich nicht weiter ausgebaut werden könnte, ja angesichts der zunehmenden Prävalenz depressiver Störungen ausgebaut werden muss. Wir verfügen über wenig Wissen zu den Wirkmechanismen der Psycho- und der Pharmakotherapie bei akuten Depressionen.

Weiterhin besteht dringender Handlungsbedarf bei der Bearbeitung folgender Themen bzw. sollten Forschungsbemühungen auf wichtige Anwendungsbereiche ausgeweitet werden:

- Wirksamkeit unter alltäglichen Praxisbedingungen der Klinik und der Ambulanz.
- Qualitätssicherung und Evaluation unter verschiedenen Rahmenbedingungen.
- Kontrollierte Studien zur Rückfallprophylaxe bei rezidivierenden Depressionen.
- Kontrollierte Untersuchungen diagnostischer, psycho- und pharmakotherapeutischer Ansätze bei Kindern und Jugendlichen mit Depressionen.
- Fortgesetzte Bemühungen um Indikatoren und Prädiktoren auf unterschiedlichsten Ebenen für psycho- und pharmakotherapeutische Maßnahmen.
- Erforschung von Wirkmechanismen, verbunden mit der Untersuchung von therapiebedingten Veränderungen auf den verschiedensten Ebenen (z. B. endokrinologische, motorische, chronobiologische und psychophysiologische neben den symptomatologischen und subjektiven Variablen).
- Über den weiteren Verlauf und das weitere Schicksal der Patienten, die Behandlungen abbrechen oder als wenig gebessert entlassen werden, liegen kaum empirisch gestützte Erkenntnisse vor.
- Wie dargestellt, gibt es zwar zahlreiche Modelle und Hypothesen zu den Entstehungsbedingungen, Risikofaktoren und Vulnerabilitäten für Depressionen, doch fehlen auch hier noch entscheidende Studien, insbesondere sind Querschnittsbefunde und experimentelle Studien durch Befunde aus Längsschnittstudien zu untermauern.
- Unverändert zutreffend ist die Empfehlung, dass wir aufhören sollten, die Überlegenheit einer bestimmten Intervention bei heterogenen Diagnosen, wie z. B. depressive Störungen, zu testen. Vielmehr sollte es zukünftig darum gehen, welche Subgruppe von Patienten einer bestimmten Störung durch eine bestimmte Intervention mit maximalem Erfolg geholfen werden kann.

Langfristige Katamnesen fehlen

Trotz dieses Forschungsbedarfs sollte die Grundhaltung optimistisch sein. Wir haben verschiedene Therapien zur Überwindung und Behandlung akuter Depressionen verfügbar, auf die die Mehrzahl der Patienten mit gutem Erfolg anspricht.

8 Weiterführende Literatur

Adli, M. & Hautzinger, M. (2022). *Praxisbuch Depression*. München: Elsevier.

Hautzinger, M. (2021). *Kognitive Verhaltenstherapie bei Depressionen* (8. Auflage). Weinheim: Beltz/PVU. (In diesem Therapiemanual finden sich alle erwähnten therapeutischen und zahlreiche diagnostische Materialien.)

Hautzinger, M. (2022). *Ratgeber Depression. Informationen für Betroffene und Angehörige* (3. Auflage). Göttingen: Hogrefe. (Eine Hilfe zur Psychoedukation und Information für Betroffene und Angehörige. Der Ratgeber wurde als Begleitmaterial zu diesem Buch verfasst.)

9 Literatur

Adli, M. & Hautzinger, M. (2022). *Praxisbuch Depression.* München: Elsevier.

Bengel, J. & Hubert, S. (2010). *Anpassungsstörung und Akute Belastungsreaktion.* Göttingen: Hogrefe.

Benkert, O., Hautzinger, M. & Graf-Morgenstern, M. (2016). *Psychopharmakologischer Leitfaden für Psychologen und Psychotherapeuten* (3. Auflage). Heidelberg: Springer.

Boland, R.J. & Keller, M.B. (2002). Course and outcome of depression. In I.H. Gotlib & C.L. Hammen (Eds.), *Handbook of depression* (pp. 43–60). New York: Guilford.

Brakemeier, E.L., Schramm, E. & Hautzinger, M. (2012). *Chronische Depression.* Göttingen: Hogrefe.

Brown, G. & Harris, T. (1978). *The social origin of depression.* London: Tavistock.

Caspi, A., Sugden, K., Moffitt, T. E., Taylor, A., Craig, I. W., Harrington, H. et al. (2003). Influence of life stress on depression: Moderation by a polymorphism in the 5-HTT gene. *Science, 301,* 386–389. https://doi.org/10.1126/science.1083968

Cuijpers, P., Noma, H., Karyotaki, E., Cipriani, A. Furukawa, T.S. (2019). Effectiveness and acceptability of Cognitive Behavior Therapy delivery format in adult depression. A network meta-analysis. *JAMA Psychiatry, 76,* 700–707. https://doi.org/10.1001/jamapsychiatry.2019.0268

Cuijpers, P., Koryotaki, E., Eckshtain, D., Yi, N.M., Corteselli, K.A., Noma, H. et al. (2020). Psychotherapy for Depression across different age groups. A systematic review and meta-analysis. *JAMA Psychiatry, 77,* 694–702. https://doi.org/10.1001/jamapsychiatry.2020.0164

de Jong-Meyer, R. (2005). Depressive Störungen: Ätiologie. In U. Baumann & M. Perrez (Hrsg.), *Lehrbuch Klinische Psychologie und Psychotherapie* (3. Auflage, S. 862–877). Bern: Huber.

de Jong-Meyer, R., Hautzinger, M., Kühner, C. & Schramm, E. (2007). *Evidenzbasierte Leitlinie zur Psychotherapie affektiver Störungen.* Göttingen: Hogrefe.

Engl, J. & Thurmaier, F. (2020). Kommunikationstherapie. Göttingen: Hogrefe.

Gotlib, I.H. & Hammen, C.L. (2002). *Handbook of Depression.* New York: Guilford.

Hautzinger, M. (2001). Diagnostik in der Psychotherapie. In R.D. Stieglitz, U. Baumann & H.J. Freyberger (Hrsg.), *Psychodiagnostik psychischer Störungen in der Klinischen Psychologie, der Psychiatrie und der Psychotherapie* (S. 351–377). Stuttgart: Thieme.

Hautzinger, M. (2006). *Wenn Ältere schwermütig werden. Hilfe für Betroffene und Angehörige.* Weinheim: Beltz.

Hautzinger, M. (2016). *Depression im Alter* (2. Auflage). Weinheim: Beltz.

Hautzinger, M. (2021). *Kognitive Verhaltenstherapie bei Depression* (8. Auflage). Weinheim: Beltz.

Hautzinger, M. (2022). *Ratgeber Depression. Informationen für Betroffene und Angehörige* (3. Auflage). Göttingen: Hogrefe. https://doi.org/10.1026/03168-000
Hautzinger, M., Hofmeister, D. & Keller, F. (2023). *Allgemeine Depressionsskala* (3. Auflage). Göttingen: Hogrefe.
Hautzinger, M., Joormann, J. & Keller, F. (2006). *Skala dysfunktionaler Einstellungen. Deutsche Version der Dysfunctional Attitude Scale.* Göttingen: Hogrefe.
Hautzinger, M., Keller, F. & Kühner, C. (2023). *Das Beck Depressions-Inventar (BDI-II)* (3. Auflage). Frankfurt am Main: Pearson.
Hautzinger, M., Linden, M. & Hoffman, N. (1982). Distressed couples with and without a depressed partner. An analysis of their verbal interactions. *Journal of Behavior Therapy and Experimental Psychiatry, 13,* 307–314.
Hautzinger, M. & Meyer, T. D. (2002). *Diagnostik affektiver Störungen.* Göttingen: Hogrefe.
Hautzinger, M. & Meyer, T. D. (2011). Bipolar affektive Störungen. Göttingen: Hogrefe.
Hautzinger, M. & Pössel, P. (2017). *Kognitive Interventionen.* Göttingen: Hogrefe. https://doi.org/10.1026/02831-000
Hegerl, U., Hautzinger, M., Mergl, R., Kohnen, R., Schütze, M., Scheunemann, W. et al. (2010). Effects of pharmacotherapy and psychotherapy in depressed primary-care patients: A randomized controlled trail including a patients' choice arm. *International Journal of Neuropsychopharmacology, 13,* 31–44.
Hegerl, U. & Rupprecht, R. (2006). Affektive Störungen – Neurobiologie. In H. Förstl, M. Hautzinger & G. Roth (Hrsg.)., *Neurobiologie psychischer Störungen* (S. 423–446). Heidelberg: Springer.
Hollon, S. D., DeRubeis, R. J., Shelton, R. C., Amsterdam, J. D., Salomon, R. M., O'Reardon, J. P. et al. (2005). Prevention of relapse following cognitive therapy versus medication in moderate to severe depression. *Archives of General Psychiatry, 62,* 417–422. https://doi.org/10.1001/archpsyc.62.4.417
Hollon, S. D., Haman, K. L. & Brown, L. L. (2002). Cognitive-behavioral treatment of depression. In I. H. Gotlib & C. L. Hammen (Eds.), *Handbook of Depression* (pp. 383–403). New York: Guilford.
Hoyer, J. & Krämer, L. V. (2018). *Verhaltensaufbau und Verhaltensaktivierung.* Göttingen: Hogrefe.
Jacobi, F., Wittchen, H.-U., Hölting, C., Höfler, M., Pfister, H., Müller, N. et al. (2004). Prevalence, co-morbidity, and correlates of mental disorders in the general population. Results from the German Health Interview and Examination Survey. *Psychological Medicine, 34,* 597–611.
Köhler, S. & Walter, H. (2022). Biologische Grundlagen depressiver Erkrankungen. In M. Adli & M. Hautzinger (Hrsg.), *Praxisbuch Depression.* München: Elsevier.
Leuzinger-Bohleber, M., Hautzinger, M., Fiedler, G., Keller, W., Bahrke, U., Kallenbach, L. et al. (2019). Outcome of Psychoanalytic and Cognitive-Behavioural Long-Term Therapy with Chronically Depressed Patients: A Controlled Trial with Preferential and Randomized Allocation. *The Canadian Journal of Psychiatry, 64,* 47–58.
Lewinsohn, P. M., Clarke, G. E. & Hautzinger, M. (1999). Psychologische Interventionen bei Depressionen im Jugendalter. *Verhaltenstherapie, 9,* 124–130. https://doi.org/10.1159/000030691
Li, J. M., Zhang, Y., Su, W. J., Liu, L. L., Gong, H., Peng, W. & Jiang, C. L. (2018). Cognitive behavioral therapy for treatment-resistant depression: A systematic review and meta-analysis. *Psychiatry Research, 268,* 243–250. https://doi.org/10.1016/j.psychres.2018.07.020

Mayberg, H.S. (1997). Limbic-cortical dysregulation: A proposed model of depression. *Journal of Neuropsychiatry and Clinical Neuroscience, 9,* 471–481.
Meyer, T.D. & Hautzinger, M. (2013). *Bipolare Störungen. Ein Kognitive-verhaltenstherapeutisches Behandlungsmanual.* Weinheim: Beltz/PVU.
Pössel, P. & Hautzinger, M. (2022). *Trainingsprogramm zur Prävention von Depressionen bei Jugendlichen. LARS & LISA: Lust an realistischer Sicht und Leichtigkeit im sozialen Alltag.* Göttingen: Hogrefe. https://doi.org/10.1026/02963-000
Risch, A.K., Stangier, U., Heidenreich, T. & Hautzinger, M. (2012). *Kognitive Erhaltungstherapie bei rezidivierender Depression.* Heidelberg: Springer. https://doi.org/10.1007/978-3-642-04889-0
Rush, A.J., Trivedi, M.H., Ibrahim, H.M., Carmody, T.J., Arnow, B., Klein, D.N. et al. (2003). The 16-item Quick Inventory of Depressive Symptomatology (QIDS). A psychometric evaluation. *Biological Psychiatry, 54,* 573–583. https://doi.org/10.1016/S0006-3223(02)01866-8
Schramm, E. (2019). *Interpersonelle Psychotherapie* (4. Auflage). Stuttgart: Schattauer.
Schramm, E., van Calker, D., Dykierek, P., Lieb, K., Kech, S., Zobel, I. et al. (2007). An intensive treatment program of Interpersonal Psychotherapy plus pharmacotherapy for depressed inpatients: Acute and long-term results. *American Journal of Psychiatry, 164,* 768–777. https://doi.org/10.1176/ajp.2007.164.5.768
Ubben, B. (2017). *Problemanalyse und Therapieplanung.* Göttingen: Hogrefe.
van Bronswijk, S., Moopen, N., Beijers, L., Ruhe, H.G. & Peeters, F. (2019). Effectiveness of psychotherapy for treatment resistant depression. A meta-analysis and meta-regression. *Psychological Medicine, 49,* 366–379. https://doi.org/10.1017/S003329171800199X
Weltgesundheitsorganisation. (2004). Prevalence, severity, and unmet need for treatment of mental disorders in the world health organization. World mental health survey. *Journal of the American Medical Association, 291,* 2581–2590.
Wolkenstein, L. (2023). *Postpartale Depression.* Göttingen: Hogrefe.
Zhang, Z., Zhang, L., Zhang, G., Jin, J. & Zheng, Z. (2018). The effect of CBT and its modifications for relapse prevention in major depressive disorder: A systematic review and meta-analysis. *BMC Psychiatry, 18,* 50. https://doi.org/10.1186/s12888-018-1610-5
Znoj, H. (2016). *Komplizierte Trauer* (2., überarbeitete Auflage). Göttingen: Hogrefe. https://doi.org/10.1026/02720-000

10 Kompetenzziele und Lernkontrollfragen

Kompetenzziele

Folgendes Wissen und folgende Kompetenzen sollen durch die Lektüre dieses Bandes erworben werden:

1. Wissen über Symptomatik und Diagnostik depressiver Episoden nach ICD-11.
2. Wissen über Häufigkeit, Verlauf und Prognose depressiver Episoden.
3. Beurteilung von Risikofaktoren für Entstehung, Verlauf und Rezidiv.
4. Kenntnisse über Differenzialdiagnostik und komorbide Erkrankungen.
5. Diagnostische Hilfsmittel (Selbst- und Fremdbeurteilungen) zur Beurteilung der Schwere einer depressiven Episode.
6. Kenntnisse über die Rolle von Lebensereignissen, sozialen und kulturellen Faktoren bei der Depressionsentwicklung.
7. Bedeutung von Persönlichkeit, Lernen und kognitiven Prozessen bei der Entstehung und Aufrechterhaltung einer Depression.
8. Einfluss von Genetik auf die Depressionsentwicklung.
9. Kenntnisse über die Rolle von Neuroanatomie, Neurotransmission und Neuroendokrinologie bei einer Depression.
10. Wissen über das multifaktorielle, psycho-sozio-biologische Verständnis der Depressionsentwicklung.
11. Verfügbare, typische Behandlungsmöglichkeiten der Depression (medikamentös, psychotherapeutisch) kennenlernen.
12. Psychotherapeutische Optionen und Kognitive Verhaltenstherapie bei verschiedenen Altersgruppen und Lebensphasen.
13. Kenntnisse über die Empirie, Wirksamkeit und Evidenzen der Behandlungsoptionen.
14. Hilfen bei der Entscheidungsfindung und Indikation unterschiedlicher Therapien.
15. Empfehlungen der Nationalen Versorgungsleitlinien Depression kennenlernen.
16. Empfehlungen zahlreicher Materialien für Diagnostik und Therapie.

Lernkontrollfragen

1. Welche Gruppen von depressiven Störungen unterscheidet die ICD-11 in 6A7?
   a. Chronische Depression, Bipolare Depression und einzelne depressive Episode
   b. Dysthyme Störung, rezidivierende Depression und einzelne depressive Episode
   c. Bipolare Störung, substanzinduzierte affektive Störung und sekundäres affektives Syndrom
   d. Altersdepression, Postpartale Depression und Prämenstruelle dysphorische Störung

2. Über welchen Zeitraum müssen wie viele depressive Symptome nach ICD-11 andauernd vorliegen, um die Diagnose einer Depression zu rechtfertigen?
   a. 4 über mindestens 1 Woche
   b. 4 über mindestens 2 Wochen
   c. 5 über mindestens 1 Woche
   d. 5 über mindestens 2 Wochen

3. Bezogen auf 1 Jahr leiden in Deutschland wie viele Menschen an einer Depression?
   a. 10–11 Millionen
   b. 7–8 Millionen
   c. 18–20 Millionen
   d. 5–6 Millionen

4. Welche Risikofaktoren spielen bei der (erstmaligen) Depressionsentstehung eine weniger starke Rolle?
   a. Allein lebend und weibliches Geschlecht
   b. Armut und Stadtleben
   c. Männliches Geschlecht und höheres Lebensalter
   d. Männliches Geschlecht und jüngeres Lebensalter

5. Welcher Aussage stimmen Sie zu?
   a. Depressionen haben ein hohes Rezidivrisiko.
   b. Letztlich chronifizieren alle Depressionen.
   c. Wer das 70. Lebensjahr überschritten hat, entwickelt keine Depression mehr.
   d. Mit steigendem Lebensalter erhöht sich die Depressionsrate in der Bevölkerung (die Hälfte der über 85-Jährigen ist depressiv)

6. Wie hoch schätzt man den Einfluss der genetischen Ausstattung auf die Depressionsentwicklung?
   a. 40 %
   b. 60 %
   c. 80 %
   d. 30 %

7. Welche Ebenen unterscheidet das multifaktorielle Entstehungsmodell einer Depression?
   a. biologisch-genetische Ebene
   b. soziodemografische und soziale Ebene
   c. distale und proximale Ebene
   d. lebens- und lerngeschichtliche Ebene

8. Welche Therapie wird bei leichten bis mittelgradigen Depressionen als Behandlung erster Wahl empfohlen?
   a. Wachtherapie
   b. Psychotherapie
   c. SSRI-Medikation
   d. SNRI-Medikation

9. Bei schweren depressiven Episoden empfehlen die Studienlage und die Versorgungsleitlinien zur Behandlung
   a. intensive, hochfrequente Psychotherapie
   b. Familientherapie
   c. Lichttherapie
   d. Kombination aus Medikation und Psychotherapie (KVT)

Beantworten Sie die hier abgedruckten Lernkontrollfragen in unserem Continuing Education Portal und sammeln Sie einfach und bequem Fortbildungspunkte der Kategorie D für Fachkräfte im Bereich Psychotherapie (CE). Der Zugang zu zertifizierten Online-Fortbildungen steht Ihnen rund um die Uhr zur Verfügung. Mehr Informationen zu diesem kostenpflichtigen Service finden Sie unter: ce.hogrefe.com

11 Anhang

Differenzialdiagnose für affektive Störungen **1/2**

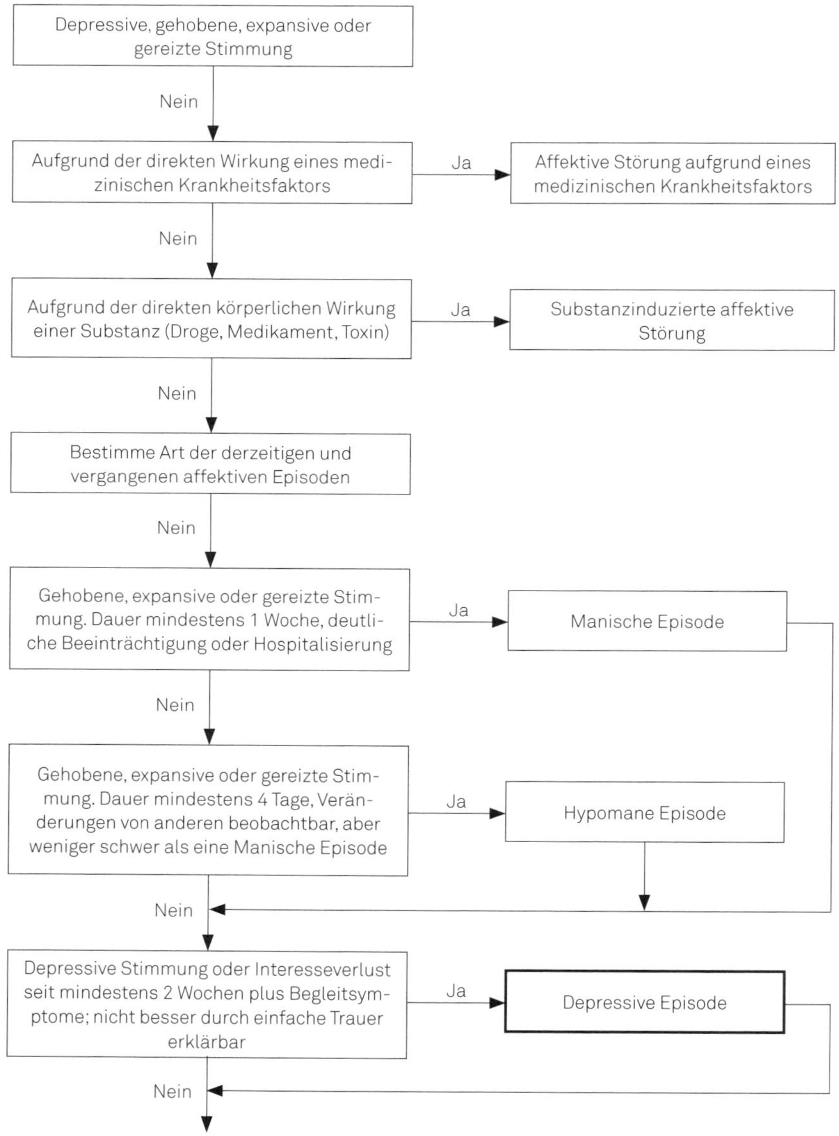

Differenzialdiagnose für affektive Störungen 2/2

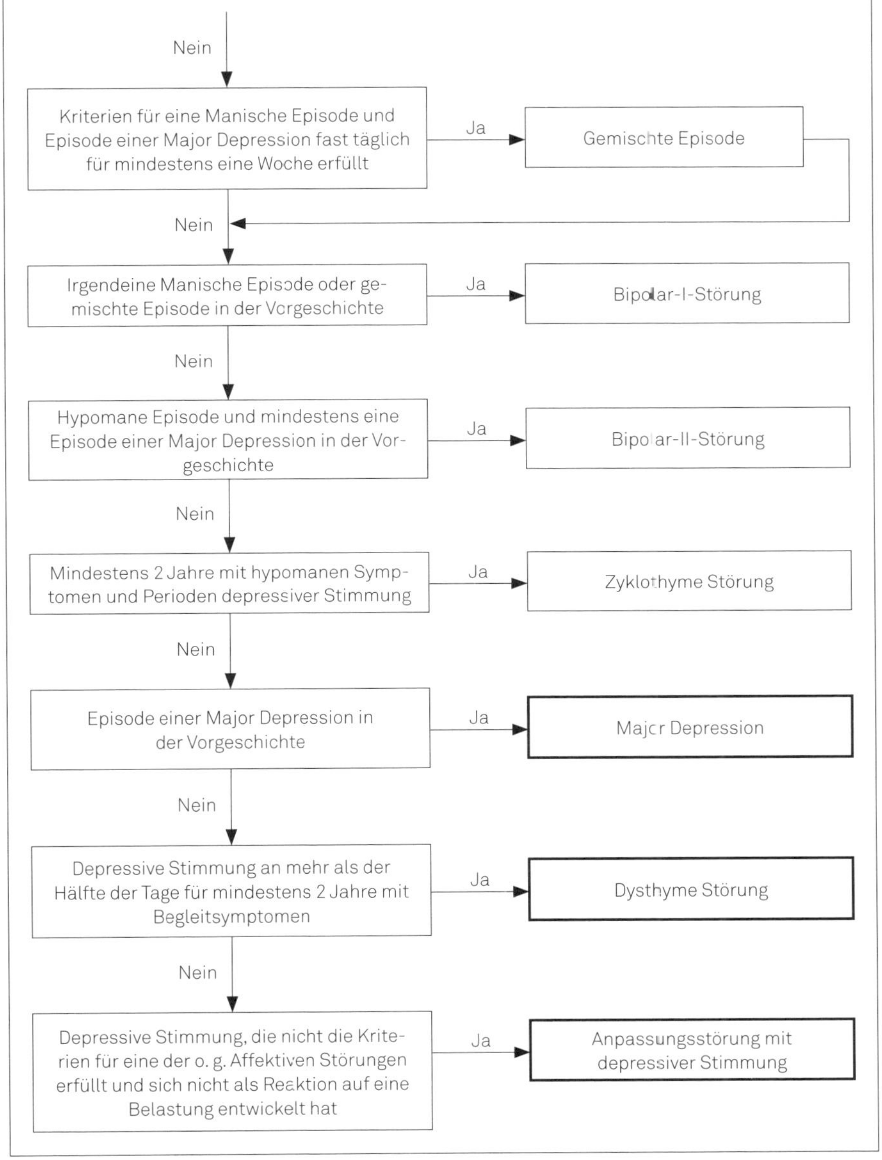

Quick – Inventar Depressiver Symptome (QIDS-C)[2]	1/4
Bitte beurteilen Sie jede Frage bezogen auf die letzten 7 Tage. Machen Sie einen Kreis um die Zahl, die den Patienten während der letzten Woche am besten beschreibt.	
I	

1. Einschlafschwierigkeiten

0 Patient brauchte nie länger als 30 Min. um einzuschlafen
1 Patient brauchte an weniger als der Hälfte der Woche mindestens 30 Min. um einzuschlafen
2 Patient brauchte an mehr als der Hälfte der Woche mindestens 30 Min. um einzuschlafen
3 Patient brauchte an mehr als der Hälfte der Woche mindestens 1 Stunde um einzuschlafen

2. Nächtliches Erwachen

0 Patient wachte während der Nacht nie auf
1 Patient berichtete von einem leichten Schlaf mit einigen kurzen Wachphasen in jeder Nacht (unruhiger, gestörter Schlaf)
2 Patient wurde zumindest einmal jede Nacht wach, doch schlief leicht wieder ein (wacht auf)
3 Patient wurde mehr als einmal pro Nacht, während mehr als der Hälfte der Woche wach und es dauerte mindestens 20 Min., um wieder einzuschlafen

3. Früherwachen

0 Patient wurde während weniger als der Hälfte der Woche eine halbe Stunde oder weniger früher wach
1 Patient wurde während mehr als der Hälfte der Woche eine halbe Stunde oder mehr früher wach
2 Patient wurde während mehr als der Hälfte der Woche eine Stunde zu früh wach
3 Patient wurde während mehr als der Hälfte der Woche zwei Stunden zu früh wach

4. Hypersomnia

0 Patient schlief nicht mehr als 8 Stunden
1 Patient schlief nicht mehr als 10 Stunden während 24 Stunden
2 Patient schlief nicht mehr als 12 Stunden während 24 Stunden
3 Patient schlief mehr als 12 Stunden während 24 Stunden

2 nach Rush et al. (2003) und Hautzinger (2021).

Quick – Inventar Depressiver Symptome (QIDS-C)[2]

II

5. Appetitabnahme

0 Patient zeigte keine Veränderung des gewöhnlicher Appetit- und Hungergefühls
1 Patient aß weniger als gewöhnlich (Frequenz und/oder Menge)
2 Patient aß deutlich weniger als gewöhnlich und nur unter großer Anstrengung (sich überwinden)
3 Patient aß selten während 24 Stunden und nur mit großer Anstrengung oder mit Aufforderung/Kontrolle durch andere

6. Appetitzunahme

0 Patient zeigt keine Veränderung des gewöhnlichen Appetit- und Hungergefühls
1 Patient verspürte häufig während der Woche eine Steigerung des Appetitgefühls
2 Patient aß regelmäßig mehr als gewöhnlich (Frequenz und/oder Menge)
3 Patient verspürte deutliche Steigerung des Appetits, verbunden mit dem Drang zum Überessen oder zu Zwischenmahlzeiten

7. Gewichtsabnahme (ohne absichtliche Diät)

0 Patient zeigt keine Gewichtsveränderung
1 Patient empfindet, als ob geringe Gewichtsreduktion auftrat
2 Patient verlor zwei oder mehr Pfund
3 Patient verlor fünf oder mehr Pfund

8. Gewichtszunahme

0 Patient zeigt keine Gewichtsveränderung
1 Patient empfindet, als ob geringe Gewichtszunahme auftrat
2 Patient nahm zwei oder mehr Pfund zu
3 Patient nahm fünf oder mehr Pfund zu

III

9. Stimmung (Traurigkeit, Niedergeschlagenheit)

0 Patient war nicht traurig oder niedergeschlagen
1 Patient fühlte sich weniger als die Hälfte der Woche traurig und niedergeschlagen
2 Patient fühlte sich mehr als die Hälfte der Woche traurig und niedergeschlagen
3 Patient fühlte sich die ganze Woche über traurig und niedergeschlagen

IV

10. Konzentration, Entscheidungsvermögen

0 Patient zeigt keine Veränderung im Konzentrations- und Entscheidungsvermögen
1 Patient fühlt sich gelegentlich unentschlossen und unaufmerksam

2 Patient hat die meiste Zeit Schwierigkeiten, sich zu konzentrieren oder sich zu entscheiden
3 Patient konnte sich nicht ausreichend konzentrieren, um zu lesen, oder konnte nicht einmal unbedeutende Entscheidungen treffen, war entscheidungsunfähig

V

11. Selbstbewertung
0 Patient sah sich ebenso wertvoll und verdienstwürdig wie andere Menschen
1 Patient war mehr selbstanklagend als üblich
2 Patient glaubt, dass er für andere nur eine Last sei und Probleme verursache
3 Patient grübelt über sehr viele größere und kleinere Fehler nach, die er alle in seiner Person begründet sieht

VI

12. Suizidvorstellungen
0 Patient hatte keinerlei Gedanken an Selbstmord oder Tod
1 Patient empfand das Leben als leer oder nicht lebenswert
2 Patient dachte mehrfach während der Woche an Selbstmord oder den Tod
3 Patient dachte wiederholt und ernsthaft an Selbstmord oder Tod, machte spezifische Pläne oder versuchte, Selbstmord zu begehen

VII

13. Interesse/Beteiligung am Leben
0 Patient zeigte keine Veränderung des gewöhnlichen Interesses an anderen Menschen und Aktivitäten
1 Patient bemerkte eine Verminderung des früheren Interesses an Dingen und Aktivitäten
2 Beim Patienten waren nur noch ein oder zwei frühere Interessen erhalten
3 Patient zeigte kein Interesse mehr an geliebten Dingen und früheren Aktivitäten

VIII

14. Energielosigkeit
0 Patient war voll unveränderter, gewohnter Energie
1 Patient ermüdete leichter als gewöhnlich
2 Patient musste sich mehr anstrengen, um alltägliche Dinge zu schaffen
3 Patient war aufgrund von Energielosigkeit nicht in der Lage, alltägliche Dinge zu schaffen

Quick – Inventar Depressiver Symptome (QIDS-C)[2] 4/4

IX

15. Psychomotorische Verlangsamung

0 Patient zeigte normale Geschwindigkeit im Denken, Sprechen und in der Gestik/Mimik
1 Patient bemerkte verlangsamtes Denken und die Stimmmodulation ist eingeschränkt
2 Patient berichtet von verlangsamtem Denken und es dauerte einige Sekunden, bis der Patient auf Fragen reagierte (Latenz)
3 Patient reagierte nicht auf Fragen ohne ausdrückliches Darauf-Bestehen

16. Psychomotorische Agitiertheit

0 Patient zeigte keine Steigerung der Geschwindigkeit oder Desorganisation im Denken, der Gestik/Mimik
1 Patient war unruhig, rutschte hin und her, rieb seine Hände aneinander, war zappelig o. Ä.
2 Patient beschrieb Impulse, sich ziellos bewegen zu müssen, oder zeigte motorische Ruhelosigkeit
3 Patient konnte nicht stillsitzen, musste sich trotz Aufforderung, es nicht zu tun, hin- und herbewegen

Auswertung

Der Summenwert kennzeichnet die Schwere einer Depression. Ab einem Wert von 10 ist von einer depressiven Beeinträchtigung, ab einem Wert von 15 von einer ernsthaften, klinisch bedeutsamen Depression auszugehen. Der unauffällige, gesunde Bereich liegt bei Werten unter 6 Punkten.

I	(höchster Wert der Items 1 bis 4)	
II	(höchster Wert der Items 5 bis 8)	
III	(Item 9)	
IV	(Item 10)	
V	(Item 11)	
VI	(Item 12)	
VII	(Item 13)	
VIII	(Item 14)	
IX	(höchster Wert der Items 15 bis 16)	
Summenwert (0–27 Punkte)		

Entscheidungsfindung für eine Behandlung entsprechend der Nationalen Versorgungsleitlinie Depression (2022)[3]

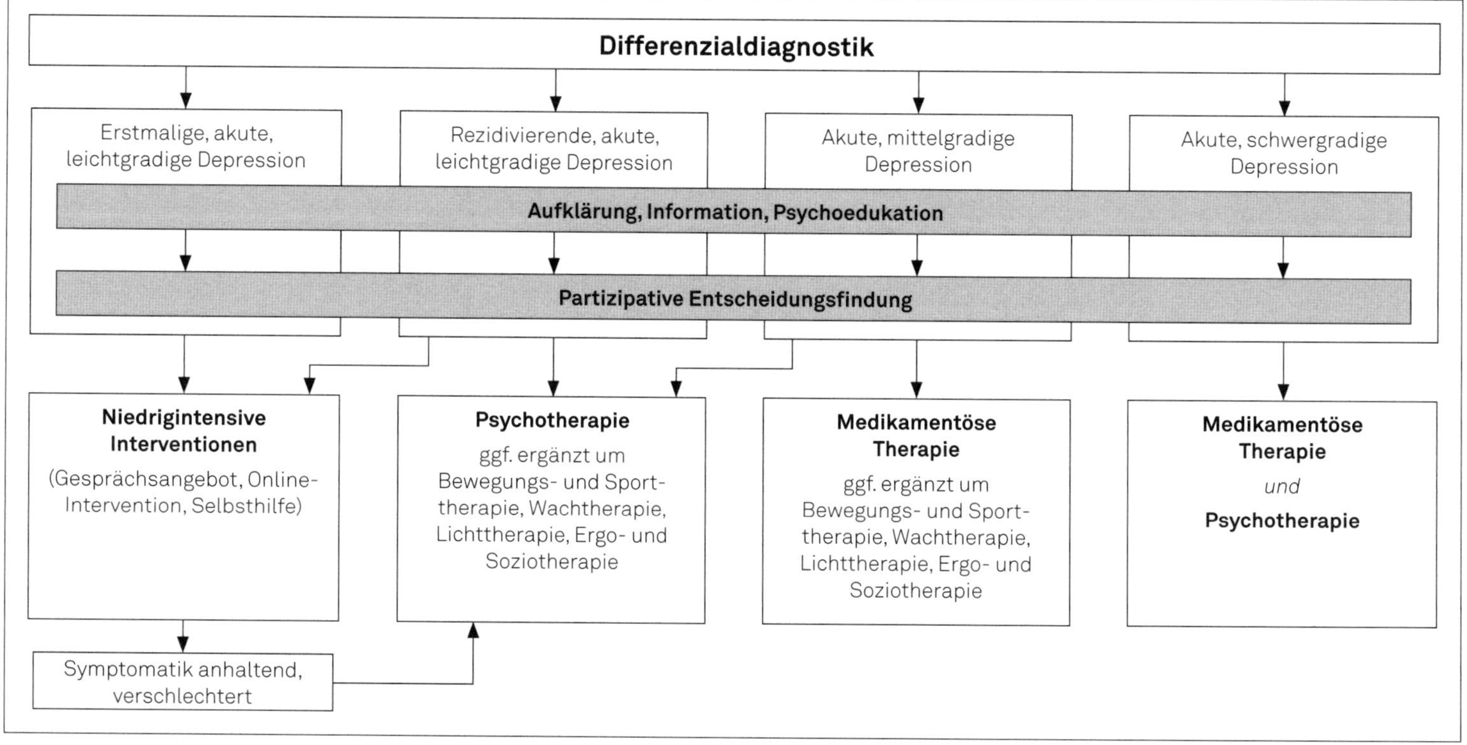

3 vgl. www.depression.versorgungsleitlinien.de

Zielerreichungsskalierung

Ziele	**kurzfristig** (z. B. nächste Woche)	**mittelfristig** (z. B. bis zum Therapieende bzw. in 12 Wochen)	**langfristig** (z. B. in 6 bis 12 Monaten)
Arbeit, Beruf, Ausbildung			
Selbst- und Umweltorganisation			
Freizeitaktivitäten			
Sozialbereich: Partner, Familie, Freunde			
Sozialbereich: Kontaktaufbau, Bekanntenkreis			
Bewertung der eigenen Person			
Bewertung der Umwelt			
Bewertung der Zukunft			
Allgemeines Stimmungsniveau			
Suizidalität			
Medikamenten-, Alkohol-, Drogenmissbrauch			

Ursachen und Einflussfaktoren einer Depression

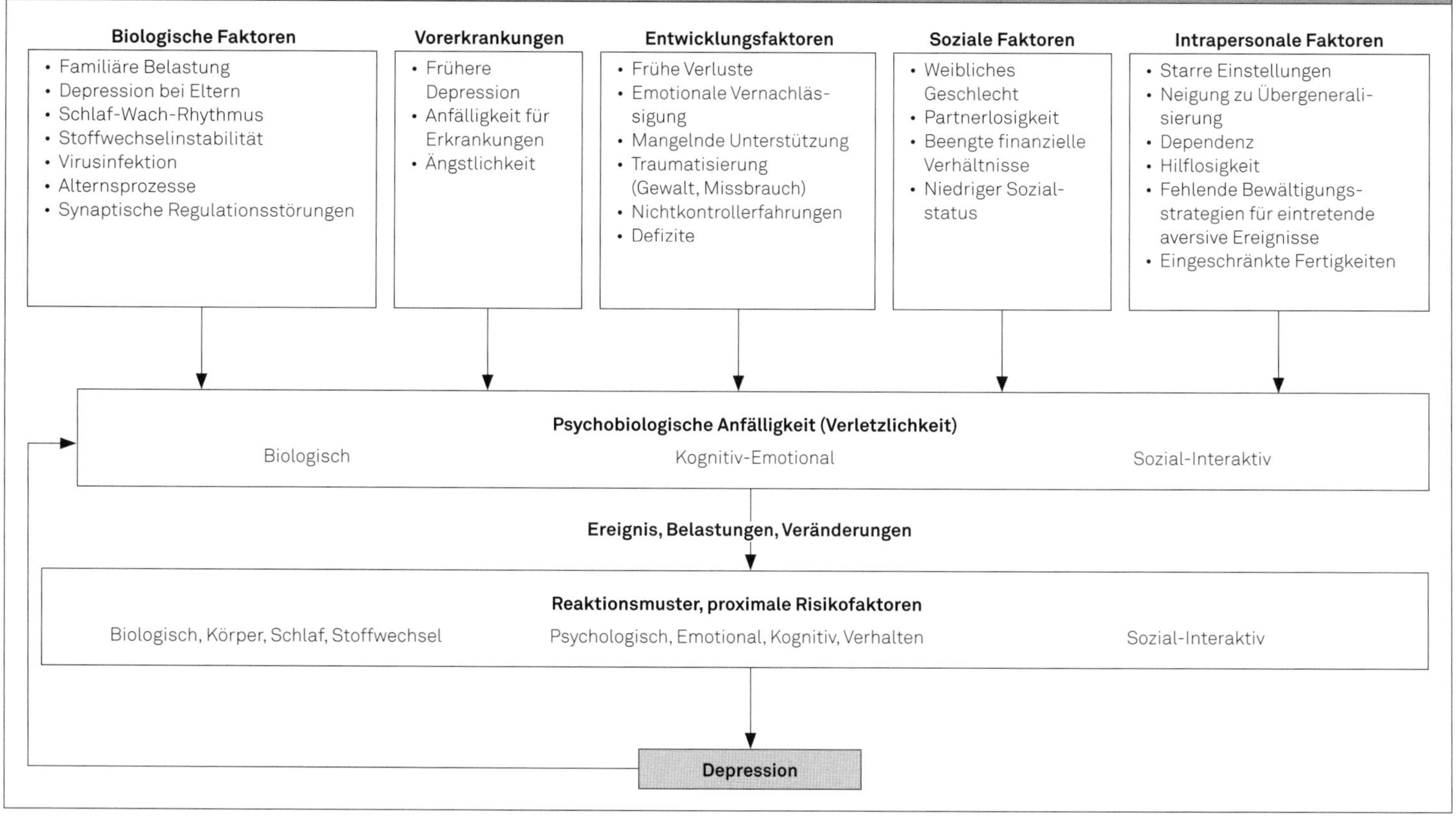

Wochenplan zur Alltagsgestaltung und zum Aufbau angenehmer Tätigkeiten

Uhr	Montag	Dienstag	Mittwoch	Donnerstag	Freitag	Samstag	Sonntag
08:00–09:00							
09:00–10:00							
10:00–11:00							
11:00–12:00							
12:00–13:00							
13:00–14:00							
14:00–15:00							
15:00–16:00							
16:00–17:00							
17:00–18:00							
18:00–19:00							
19:00–20:00							
20:00–21:00							
21:00–24:00							

Tagesprotokoll für negative Gedanken

Sobald Sie ein unangenehmes Gefühl oder eine unangenehme Stimmung erleben, sollten Sie hier die Situation bzw. das Ereignis festhalten, das dem Gefühl bzw. der Stimmung vorausging. Danach notieren Sie Ihre automatischen Gedanken.

Datum, Uhrzeit	**Situation, Auslöser** Aktuelle Ereignisse, die zu unangenehmen Gefühlen führen; Gedanken, Tagträume usw., die zu unangenehmen Gefühlen führen	**Gefühle, Befinden** Genau angeben (Angst, Wut usw.) und Stärke der Emotion einschätzen (auf einer Skala von 0 bis 100)	**Automatische Gedanken** Die automatischen, negativen Gedanken angeben, die dem Gefühl vorausgingen	**Hilfreichere Gedanken** Rationale Reaktion auf automatische Gedanken; hilfreichere, funktionalere Gedanken notieren	**Ergebnis** Gefühle nach den rationaleren Gedanken angeben und Stärke einschätzen

Interview zur Diagnose einer akuten Depression (Seite 2)

E. Welche der folgenden Störungen können ausgeschlossen werden?

1. Verursachung durch endokrine Störung oder medikamentöse Behandlung ..... ☐
2. Schizophrenie als Ursache des depressiven Syndroms ..... ☐
3. Verursachung durch neurologische Störung ..... ☐
4. Verursachung durch Substanzkonsum bzw. -abhängigkeit ..... ☐

F. Welche der folgenden Störungen liegen gleichzeitig vor?

1. Organische psychische Störung ..... ☐
   Falls ja, erwäge organische psychische Störung
2. Gleichzeitig vorliegende Schizophrenie ..... ☐
   Falls ja, erwäge Schizophrenie
3. Hypomanische oder manische Symptome ..... ☐
   Falls ja, erwäge bipolare affektive Störung
4. Anhaltende Stimmungsinstabilität seit mindestens zwei Jahren ..... ☐
   Falls ja, erwäge Zyklothymia
5. Symptomatik kürzer als zwei Wochen ..... ☐
   Falls ja, erwäge kurze oder gemischte affektive Störung
6. Wahn oder Halluzinationen ..... ☐
   Falls ja, erwäge schizoaffektive Störung
7. Alkohol- oder Drogenmissbrauch
   – verursacht das Syndrom ..... ☐
   – liegt gleichzeitig vor ..... ☐
   Falls ja, erwäge auch Störung durch psychotrope Substanzen

Interview zur Diagnose einer akuten Depression (Seite 1)

A. Welche der folgenden Symptome liegen vor?

1. Depressive Stimmung ☐
2. Verlust von Interesse oder Freude ☐
3. Verminderte Energie oder erhöhte Ermüdbarkeit ☐
4. Verlust von Selbstwertgefühl und Selbstvertrauen ☐
5. Unbegründete Selbstvorwürfe, unangemessene Schuldgefühle ☐
6. Suizidgedanken oder suizidales Verhalten ☐
7. Vermindertes Denk- oder Konzentrationsvermögen ☐
8. Agitiertheit oder psychomotorische Hemmung ☐
9. Schlafstörungen ☐
10. Appetitverlust oder Gewichtsverlust (mehr als 5% des Körpergewichts) ☐
11. Freudlosigkeit, Anhedonie ☐
12. Morgentief ☐
13. Deutlicher Libidoverlust ☐
14. Neigung zu Weinen ☐
15. Hoffnungslosigkeit oder Verzweiflung ☐
16. Unfähigkeit, tägliche Anforderungen zu erfüllen ☐
17. Pessimistische Zukunftsperspektive oder Grübeln über die Vergangenheit ☐
18. Weniger gesprächig ☐
19. Depressiver Stupor ☐
20. Wahn ☐
21. Halluzinationen ☐

B. Schweregrad des Syndroms?

- leicht ☐
- mittelgradig ☐
- schwer ☐

C. Dauer des Syndroms?

- in Wochen ☐☐
- in Monaten ☐☐

D. Anzahl der Episoden? ☐☐

Indikatoren für akute Suizidalität

Die Indikatoren sollten wiederholt abgeklärt werden:

- Patient distanziert sich nicht von Suizidideen bzw. Suizidversuch, auch nicht nach ausführlichem Gespräch.
- Patient erlebt drängende Suizidgedanken.
- Patient wirkt ausgesprochen hoffnungslos.
- Patient hat keine Zukunftsperspektive.
- Patient ist sozial isoliert, hat sich in letzter Zeit zunehmend zurückgezogen.
- Patient hat Konflikt, der zu Suizidideen/Suizidversuch führte, nicht gelöst.
- Patient reagiert ausgesprochen gereizt/aggressiv oder ist agitiert, ein tragfähiger Gesprächsrapport kommt nicht zustande.
- Patient hat schwere depressive Verstimmung, evtl. mit depressiven Wahnideen.
- Patient hat eine Suchterkrankung.
- Patient befindet sich in einer akuten psychotischen Episode.
- Patient hat einen oder mehrere Suizidversuche in der Vorgeschichte.
- Patient hat ein Suizidarrangement getroffen, das eine Auffindung schwierig oder unmöglich macht.
- Patient unternahm einen Suizidversuch mit harter Methode oder hat Suizidgedanken mit harter Methode.
- Patient zeigt mangelnde Impulskontrolle.